JN299941

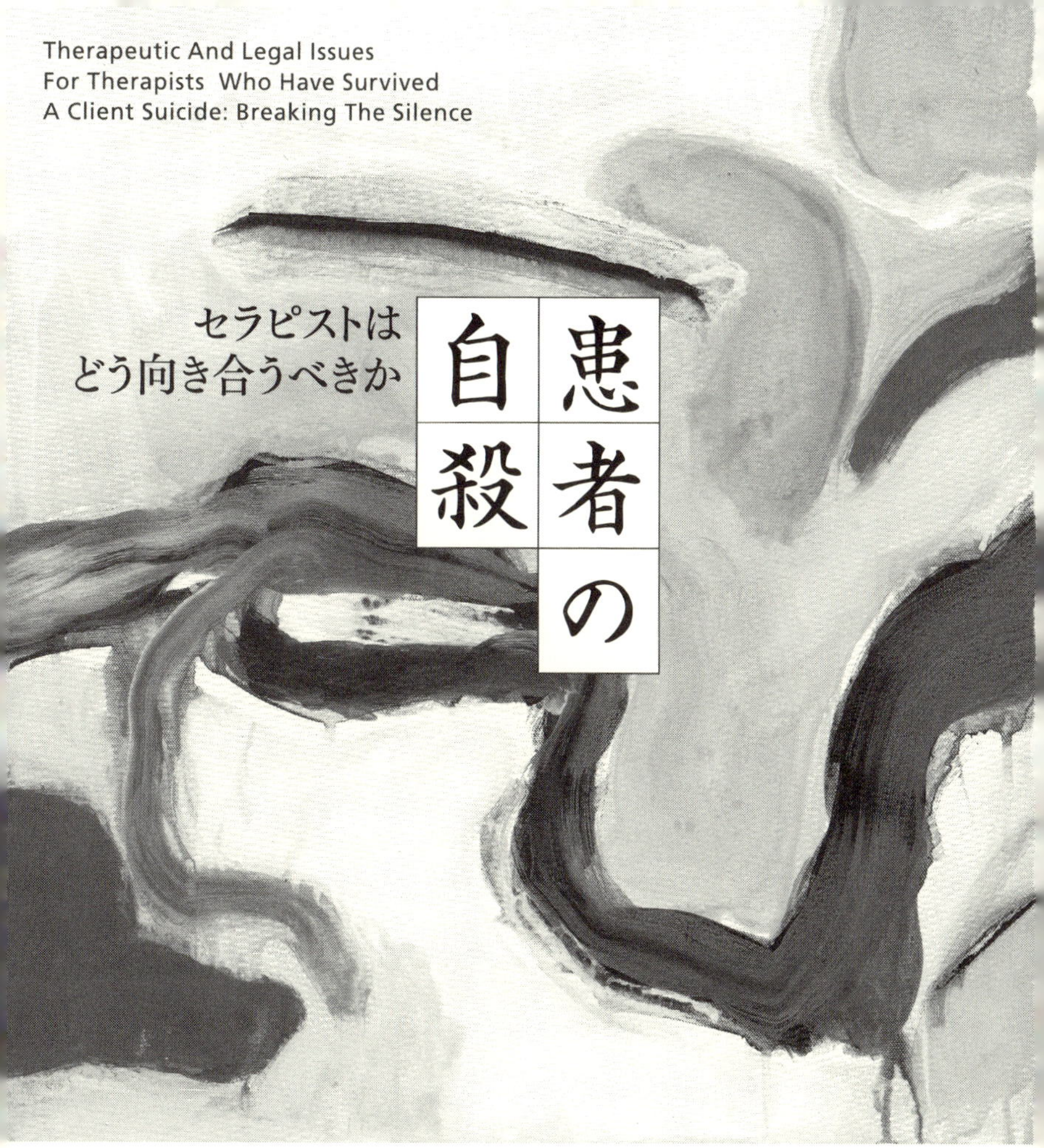

Therapeutic And Legal Issues
For Therapists Who Have Survived
A Client Suicide: Breaking The Silence

セラピストは
どう向き合うべきか

患者の自殺

Kayla Miriyam Weiner, PhD
カイラ・ミリヤム・ワイナー
TAKAHASHI Yoshitomo
高橋祥友
=訳

Ψ
金剛出版

THERAPEUTIC AND LEGAL ISSUES FOR THERAPISTS
WHO HAVE SURVIVED A CLIENT SUICIDE

by Kayla Weiner

Copyright ©2005 by The Haworth Press, Inc.
All Rights Reserved. Authorized translation from English
language edition published by Routledge Inc.,
part of Taylor & Francis Group LLC.
Japanese translation published by arrangement with
Taylor & Francis Group LLC through The English Agency (Japan) Ltd.

本書を患者の自殺を経験したすべてのセラピストに捧げる。
とくに、同僚やスーパーバイザーから適切なサポートを得られなかったために、
この専門職を去ったセラピストに捧げる。

[編者略歴]

カイラ・ミリヤム・ワイナー

Kayla Miriyam Weiner, PhD

米国ワシントン州シアトルで個人開業している臨床心理士である。テンプル大学にて学士号と修士号を取得し，その後，ユニオン研究所より臨床心理学の博士号を授与された。国内外で執筆や講演を行い，そのテーマは，養子，道徳と心理療法，心理療法過程におけるスピリチュアリティ，診察室における政治行動，反ユダヤ主義運動，心理療法におけるユダヤ人女性，患者の自殺を経験したセラピストなどと多岐にわたる。共編者として，"Jewish Women Speak Out : Expanding the Boundaries of Psychology"（『ユダヤ人女性は発言する――心理学の境界の拡大』1995）を出版し，1996年には女性心理学会より優秀出版賞を授与された。

目次

編者序● 専門家といえども生身の人間である　11
カイラ・ミリヤム・ワイナー　Kayla Miriyam Weiner

第1章● 予測値を超える：
心理療法過程における複数の自殺　29
ドナ・M・ジェームズ　Donna M. James

第2章● 誰が、何を、いつ、どこで、いかに、そして何故？：
患者の自殺に対するセラピストの悲嘆　61
ゲイル・O・アンダーソン　Gail O. Anderson

第3章● 私のことを忘れないで：
患者の自殺未遂や
自殺に関する研修中のセラピストの経験　83
ジェイソン・S・スピーグルマン　Jason S. Spiegelman
ジェイムズ・L・ワース・ジュニア　James L. Werth, Jr.

第4章●セラピストが患者の自殺を経験した際のスーパーバイザーに対する提言 131
ドリーン・シュルツ Doreen Schultz

第5章●患者の自殺を経験したセラピスト 155
オニヤ・T・グラート Onja T. Grad
コンラッド・ミシェル Konrad Michel

第6章●心理療法の核心に触れる：患者の自殺を経験する 177
パム・ライクロフト Pam Rycroft

第7章●自殺と法律：精神保健の専門家のための実用的総説 203
スティーブン・R・フェルドマン Stephen R. Feldman
スターチ・H・モリッツ Staci H. Moritz
G・アンドリュー・H・ベンジャミン G. Andrew H. Benjamin

訳者あとがき 219
索引 i

患者の自殺

――セラピストはどう向き合うべきか――

専門家といえども
生身の人間である

カイラ・ミリヤム・ワイナー

編者序

スーザンが自殺したという電話連絡を受けたが、私はとても信じられなかった。彼女が寝室で首をくくり、警察が駆けつけ、検死官がすでに遺体を搬送したと聞いた後も、私は「スーザンは本当に死んでしまったの?」と言ったほどだ。自殺の事実を受け入れると、次に私を襲った感情はパニックと恐怖感であり、さらに混乱、恥、疑問、悲しみ、安堵感などさまざまな感情が次々に湧きあがってきた。

受話器を置いても、私はそれから何をしなければならないかまったくわからなかった。これまでに自殺予防や自殺の危険評価を取り上げた多くのワークショップに参加してきた。しかし、このおぞましい出来事が実際に起きたときに何をすべきか誰も私に教えてはくれなかったのだ。これこそが本書をまとめようとした理由である。単に自殺について取り上げるばかりではなく、私が経験した苦痛、混乱、ストレス、そして、遺族、患者の診療録、自分自身の臨床、人生、そして私自身を、他者の手に委ねてはならない。患者の自殺という話題を率直に議論することによって、セラピストはこのきわめて困難な時にサポートを得ることができる。

私は非常に多くのセラピストが患者の自殺を経験していると知ったのだが、これまでに患者の自殺を経験したことがあるセラピストのただのひとりとも個人的に話をしたことがないと気づいて、驚いた。アトランタにある疾病対策センターは米国では年間約三万人の自殺が生じていると推計している(CDC, 1998)。さらに、自殺の直前、あるいはそれ以前の三〇日以内に自殺者の半数は精神保健の専門家による治療を受けていたとも推定されている。すなわち、米国では毎年少なくとも約一万五千人の臨床家が患者の自殺というトラウマに向き合わなければならないことになる。医療機関の他のスタッフを含めると、トラウマを被る人の数は計り知れない。全国でこれほどまでに多くの人々に深刻な影響を直接及ぼす出来事を想像するのは難しい。そこで、教育機関や精神保健関連機関でこの問題について率直に議論し、患者の自殺を経験したセラピストに適切な援助を差し伸べるための適切な訓練と手順を本書は用意しようとしている。

本書の目標は次の三点である。①他者を非難したり、恥ずかしい思いをしたりしないで、この問題を議論できるようにする。②セラピストが自分の感情や経験を他者と共有する場を提供し、このトラウマを経験しているのが自分だけではないと理解できるようにする。③患者の自殺に対処するための援助源を与える。さらに、患者の自殺が生じた後に、臨床家が取るべき法的・治療的行為についても取り上げる。

本書の筆者の国籍は四カ国に及び、個人で開業している者もいれば、公立の医療機関で働いている者もいて、ほとんどの精神保健の領域にわたり、さまざまな年齢の男性も女性もいる。筆者らのほとんどが患者の自殺を経験している。各章では詩的な内容から、教育的なもの、そしてスピリチュアルなものまで取り上げられている。患者の自殺それ自体はもとより、セラピストの癒し、専門家としての能力の回復過程について述べなければ、セラピストが患者の自殺をどのように受け止めていくことができるかという点について語ったり、記述したりすることは不可能だろう。患者の自殺は専門家として経験する出来事ではあるのだが、どの筆者も個人的な経験という側面を切り離すことはできないと認識している。どの筆者も各章を書いたことが患者の自殺というトラウマから立ち直る過程の一部になったと述べている。出版を目的として記述するという行為（あるいはこの件について教育すること）は、他者にとってこの世界をよりよくしようという試みの一部にもなっている。本書は患者の自殺を経験したセラピストが必要としている次の三点について取り上げる。①自分の感情や回復について検証する時間、②さまざまな複雑な感情を一緒に議論する相手、③教育機関においてこの種の問題に対して今まで以上によいシステムを準備をすること、についてなどである。

患者の自殺というトラウマから回復するということは実に複雑である。一般的に基本的な悲嘆の過程はある段階を進んでいくものだが、患者の自殺に対処していくということにはある特定の問題が生じてくる。第一に、自殺が生じた直後から責任の問題に対処しなければならない。第二に、患者の自殺と自分自身について生じるセラピストの広範囲な感情に対処しなければならない。同時に、セラピストは専門家としての能力への自信喪失とともに、その後の自信回復についても対処しなければならない。訴訟を起こされるかもしれないという恐れも常に存在する。

自殺の動機

自殺にはさまざまな動機がある。一般的には、自殺は絶望感に対する反応と考えられている。諦めの行為、一種の解放、あるいは一種の救済と考える人もいる。人生の問題に対処する手段として、自殺した家族の中の誰かの行為（あるいは家族の秘密）を模倣したものととらえる人もいるだろう。「私がどれほど惨めな気持ちなのかあなたにわかってほしい」という理解を求める必死の叫びとして自殺を選択する人もいるだろう。尊厳死運動を支持する人は自らの命を終える正当な動機が存在すると確信している。末期の病気にかかっているとか、それに耐えられないとか、極度の痛みを伴う場合や、とくに病人が心理的・身体的なサポートが得られなかったり、十分な財産がなかったりする場合には、自分の命を絶つことを選択するのは妥当なことだと彼らは考える。自殺の動機が何であれ、遺された人はその死と喪失感に向き合わなければならない。これは患者の自殺を経験したセラピストにもあてはまる。

セラピストの感情

患者の自殺が生じると、セラピストの最初の反応はそれぞれ大きく異なることを本書の各章が示している。（患者がもともと自殺の危険が高かったとしても、実際に自殺が生じると）ショック、否認（あるいは否認の要求）、（訴訟を起こされるかもしれないという）恐怖などの感情について述べられている。多くの感情が一挙に襲ってくることをほとんどの筆者が述べている。初期の反応が収まると、広範囲な感情がそれに続く。文献によれば、自殺に対処する一環として、ほとんどのセラピストは臨床家としての自分の能力に疑問を抱き、しばしばひどく自信を失う（Jones, 1987; Jobes et al., 1995）。

患者の自殺を知った当初の感情やその直後、そしてその後の自分自身の感情について、本書の筆者らは議論し、自分自身の経験に基づく過程をきわめて詳しく述べている。それはすべて、意味のない行為と思われるようなことに対して何とか意味を見出そうとする行為を記載しようとするものである。各章はそれぞれに個人的で独特なものであるのだが、多くの共通点があり、意義深くて、興味深いものである。

感情を複雑にする可能性のある関連の問題

患者の自殺を知らされるのによい方法などないことは当然である。患者の自殺を知ったときのセラピストの感情が人によって大きく異なることについて、本書でもシュルツ（Schultz）が取り上げている。アンダーソン（Anderson）はクリニックのスタッフがかつての自分が担当していた患者が自殺したと話しているのを偶然耳にしたことを第2章で述べている。ワイナー（Weiner）は家族から電話がかかってきて，自殺を知らされた。たとえ自殺の危険の高い患者であることをこれまでも認識していたとしても，突然，自殺の報を受けると，それぞれのセラピストに反応が生じる。セラピストが人生で経験した誰かの死や自殺に関する以前の感情が呼び起こされるのだろう。

患者の自殺が生じた直後に，他の専門家の，あるいは，所属機関のサポートのあるなしが，セラピストを助けてくれたり，助けてくれなかったりすることを本書のすべての筆者が述べている。周囲からのサポートや自殺について語る場があると，臨床家のトラウマは和らげられるだろう（Hendin et al., 2000）。シュルツそしてスピーゲルマン（Spiegelman）とワース（Werth）による章では，教育機関やスーパービジョンの機関において，セラピストをよりよく助力するための多くの提案について述べられている。

患者の自殺に対するセラピストの反応や，故人をどのように考えるかという点に衝撃を及ぼす患者のさまざまな特徴がある。自殺がどのように実行されたかということに対して，私（Weiner）の自殺に対する個人的な経験はさまざまな反応を引き起こした。ある女性は自分の子どもだけが見つけるような場所で縊死したのだが，私にはあまり同情の感情を引き起こさず、むしろ患者が子どもに対して行ったことに対して怒りが湧きあがった。また、恋人の自宅で頭に銃弾を撃ちこんで自殺した女性に対しても私はほとんど何の感情も覚えなかった。すべての法的問題や財産の件について手配を済ませ、家族のひとりひとりや友人に手紙を書いて、自分の決定はすべて自分だけに責任があって自殺したのだと記し、親しい人が遺体を目にしないで済むように配慮した女性には、私は多くの同情を覚えた。私の患者であったスーザンは、財産についてまったく考慮せず、長年にわたるパートナーにはほとんど何も残さなかった。彼女のことを愛してくれたパートナーがそのためにさまざまな問題を抱えたのを目にすると、スーザンの自殺に対する私の感情は怒りに満ちたものとなった。

セラピストの人生経験は、患者の自殺に対する個々のセラピストの反応に影響を及ぼすだろう。本書では、アンダーソンが自分の人生経験が担当患者と自分自身を関連させていることを、ライクロフト（Rycroft）は自殺した若い女性患者が自分の娘と同年齢であったことを、グラート（Grad）とミシェル（Michel）は患者の自殺に対する反応が性別によって異なる可能性を議論している。私の悲嘆は、ほぼ同じ時期に起きた他の患者の死によってさらに複雑なものとなった。スーザンが自殺した頃に、キャロラインが医療過誤のために死亡した。スーザンは自殺の危険が高かったのだが、援助に抵抗した。キャロラインは人生を肯定し、生きることを望んでいた。どちらの患者の死も私にとっては大きな喪失であったのだが、私の悲嘆はそれぞれの患者によって実質的に異なるものとなった。

複雑な要因

患者の自殺を経験したことがある本書の筆者全員が、自分の周囲の人々の態度や対応によって自殺に対処していくうえで大きな影響があったと述べている。すぐそばにいる同僚やスーパーバイザーの反応はしばしば精神保健領域の一般的な態度を反映している。一般的に言って、精神保健の専門家は患者の自殺がセラピストに及ぼすトラウマの影響について口を閉ざしてきた。もしもあるセラピストが患者の自殺を経験したのに、周囲の他の専門家がこの件について何も触れないならば、セラピストが自分はひとりではないと感じるのは難しい。周囲の専門家が口を開かないということは、そのセラピストが患者の自殺に何らかの責任があったという点を示唆しているのかもしれない。患者の自殺を経験したことがある本書の筆者全員が、他者の言葉の影響について議論している。言葉に出されて、あるいは無言のままで、セラピストが「もしも」何かをしていたならば、あるいは、何かをしていなかったならば、患者は自殺しなかったかもしれないといった雰囲気がしばしば生じる。批判したり、辱めたりするのではなく、スーパーバイザーや他の同僚たちはよりよく理解するために自殺の症例を再検討するようにセラピストを助力すべきである。

患者の自殺の危険因子

器質性障害、気分障害、その他の精神病性障害の患者は、他の診断に該当する患者よりも、自殺する危険が高いとケムトブらは述べている（Chemtob et al., 1989）。これらの障害を抱えた患者の多くが精神保健領域や入院治療施設で治療されている。セラピストが患者の自殺を経験する可能性が高い環境として、ケムトブ（1989）は精神科病院、総合病院の精神科病棟、精神保健の外来治療機関などを挙げている。皮肉なことに、このような場所に、もっとも経験の乏しい臨床家がインターンシップや研修のために送りこまれている。

スピーグルマンらは本書の中で、過去二十五年間を振り返って、患者の自殺を経験したセラピストが危機に対処するという課題について、学生のカリキュラムでほとんど取り上げられてこなかったと述べている。シュルツとともに、スピーグルマンらは医療機関におけるスーパーバイザーに対する訓練の欠陥についても焦点を当てている。患者の自殺に対して建設的に向き合う訓練を受けている者がほとんどいないために、もっとも深刻な影響を受ける可能性の高い臨床家や研修生が患者の自殺を経験した際に、自殺の結果に対処するうえで自分自身の限られた援助源に頼るしかなく、二重の危険に曝されているというのだ。

セラピストにとっての法的な防御

フェルドマンら（Feldman et al.）は第7章で、臨床家にとっての法的問題について焦点を当てている。自殺の危険の高い患者の治療に伴って責任を問われる可能性を最小限にする方法を詳しく述べている。自殺をしないという契約について議論されているが、それは患者の診療録の一部として記載されるべきであり、セラピストが患者の自殺の危険に十分に注意を払っていた証拠を示すものである。入院治療の必要性を評価することの重要性や、法的問題から身を守ることに役立つ他の重要な方法についても議論されている。

第1章でジェームズ（James）は、新患をスクリーニングする方法をどのようにして身につけてきたのかを知的で情熱的に述べている。個人開業をしている者は、自分自身の能力の限界を知ることが重要であり、自分の技量や能力を検討するだけでなく、自殺の危険の高い人を治療していくうえで必要とされる時間やエネルギーについても考慮しなければならない。もしも患者の主たる問題が自殺に関連するものであるのならば、治療契約を結ぶ前に、その患者に関わることの結果についてもセラピストは十分に理解しておかなければならない。治療中に患者の自殺の危険が高まり、セラピストの能力以上のことが必要になったならば、患者に必要なことを与えられる他の臨床家や他の治療機関を探さなければならない。

第7章でフェルドマンらは、定期的にコンサルテーションを受けて、記録しておくことがいかに重要であるかと指摘している。個人開業をしているセラピストにとっては、患者の自殺の危険が高い場合には、何人かの副セラピストによる治療を受けさせることや、並行して他の治療を受けるようにすることも賢明かもしれない。こうすることによって、セラピストは治療に関して参考意見を得られ、治療過程で他者からのサポートを得られる。また、患者の利益となるようなさまざまな試みを協働させることもできる。もしも同僚からの適切なコンサルテーションが得られなかったり、症例があまりにも複雑であったりする場合には、問題の領域に造詣が深くて経験豊富な専門家を探して、有償のスーパービジョンを受けるのも賢明な対策である。繰り返しになるが、これについても慎重に記録しておかなければならない。さらに、私は危機的状況にある患者を担当する場合には、患者に自殺しないという約束や危機に対する安全確保計画を自筆で書いてもらい、セッション毎に日付と署名をしてもらうことにしている。法的な問題が生じた時には、セラピストの行動は科学的根拠に基づかない占い師のようなものであってはならず、それは妥当かつ慎重なものでなければならないのである。

守秘義務

私の患者が自殺した直後に、私にとってもっとも支持を与えてくれたかもしれない人たち、すなわち、私が常にコンサルテーションを求めている人たちに自殺について話さないようにと顧問弁護士から私は助言された。もしも訴訟が起こされて、そのグループの誰かを証人として出廷するように依頼する必要が出てきた場合に、自殺が起きた後に私が彼らに話した内容について報告する義務が生じるかもしれないことを、私の弁護士は心配していたのである。自殺が起きた直後の心がすり減ったような状態の時に、文脈から離れて自分に不利に引用される怖れのあるようなことをセラピストは言うかもしれない。そこで、患者の自殺直後の段階でその経験を受け止めていくための法的に唯一の安全策は、法的に確保された守秘義務の中に身を置くことであり、そのためには治療費を支払ったうえで自分も心理療法を受けるか、あるいは弁護士に費用を払うことである。第3章と第4章では、シュルツ、そしてスピーグルマンらが、患者の自殺が生じた際にセラピストを助力するための適切なスーパービジョンの指針を作るための素晴らしい助言について述べている。

治療的問題

弔意を述べることは当然としても、自殺が起きた直後に患者の家族に詳しく話をするのはおそらく賢明ではないかもしれない。しかし、私の経験や、アンダーソンらの経験からは、しばらくしてから家族に連絡を取るのは関係者すべてにとって有意義なこととなり得る。私がある医療機関で患者の自殺の話題を取り上げたときに、その機関の保険の方針として、そこに所属するセラピストはいかなる葬儀に参列することも、遺族と接触することも禁じられていると臨床部長から助言されたことがある。これは家族およびセラピストの両者の癒しにとって不幸なことであると思われる。記念式典や葬儀に出席するということは、セラピストにとって心理的な助けになるばかりでなく、遺族に対して弔意を示すことにもなるだろう。遺族とその後連絡を持つということの目的は、故人にとっての秘密の情報を開示するということであってはならず、むしろ遺族がその喪失感を受け入れていくのを助力するためであるべきだ。

多くの人々との議論や私が講演した際に収集した情報もとに、次のような件についてさらに検討する必要があると思われる。

- ある医療機関で一緒に治療に当たってきたスタッフも患者の自殺をともに振り返る機会が

得られるように考慮するのは重要である。亡くなった患者と深い関わりがあったので、彼らの感情について検討する必要がある。

- セラピストは悲劇が起きた直後に休養が必要であるかもしれないし、あるいは、仕事を続ける必要があるかもしれない。直後のショックが和らぎ、患者の自殺の意味を探ることができるようになってから、数週間か数カ月間休みたいというセラピストもいるだろう。休養は個々のセラピストが必要と感じる時に取ることができるようにすべきであって、管理部門が必要だと判断する時にではない。
- 自殺のもたらすさまざまな影響が一種の「労働災害」のように考えられるようになると、患者の自殺後に休養することが有休として扱われる州（とくに医療機関で勤務する者に対して）も出てくるかもしれない。こういった配慮を進めるように専門家の団体は要求したほうがよいだろう。
- 最後に、セラピストや医療機関に対する訴訟だけではなく、セラピストが懲戒処分を受けたり、免許が剥奪される可能性に対して、医療機関はセラピストを守るための保険の方針を確認しておくべきである。専門家が認定機関と交渉する件に関して多くの医療過誤対策の保険会社が対応しているが、医療機関の方針にはこれはかならずしも当てはまらないかもしれない。繰り返しておくが、専門家の団体は、これを実現することを自らの使命の一環とすべきである。

患者の自殺を経験したセラピストという問題に本書がいくらかでも光を当てて、この種のトラウマを経験するのは自分だけではないと他のセラピストに知ってもらうことを編者は希望する。セラピスト自身と自殺した患者の家族を助力するための、一般的、法律的、治療的情報が本書では提示されている。精神保健の領域の学生、教師、臨床家のすべてにとって本書が役立つことを編者として希望する。

文　献

Center for Disease Control (1998). National Center for Health Statistics monthly vital statistics report {Online}, 48 (11). Available: http://www.cdc.govlnchs/fastasl

Chemtob, C.M., Bauer, G.B., Hamad, R.S., Pelowski, S.R., & Muraoka, M.Y. (1989). Patient Suicide: Occupational hazard for psychologists and psychiatrists. Professional Psychology: Research and Practice, 20, 294-300.

Hendin, H., Lipschitz, A., Maltsberger, J.T., Hans, A.P., & Wynecoop, S. (2000). Therapists reactions to the suicide of a patient. American Journal of Psychiatly, 157 (2), 2022-2027.

Jobes, D.A. & Maltsberger, J.T. (1995). The hazards of treating suicidal patients. In M.B. Sussman (Ed.), A perilous calling: The hazards of psychotherapy practice (pp.200-216). NY: Wiley.

Jones, F.A. (1987). Therapists as survivors of client suicide. In E.J. Dunne, J.L. McIntosh, & K. Dunne-Maxim (Eds.), Suicide and its aftermath (pp.126-141). NY: Norton.

第1章

予測値を超える：心理療法過程における複数の自殺

ドナ・M・ジェームズ(1)

要旨 数人の患者が自殺したという経験を通じて、私は専門家としてのこの危機を乗り越える自分自身のスタイルを理解できるようになった。セラピストが生涯に何人の患者の自殺を経験するかという点に関して調査した報告がいくつかある。患者の自殺に対するセラピストの反応について報告した論文は、セラピストがいかに動揺するかについて述べるとともに、セラピストが再適応していく段階のモデルも提示している。患者の自殺が生じるとセラピストは個人的にも傷つくことが多く、その傷は自責、恥辱、否認として現れる。複数の自殺が生じると、恥辱感を増してしまうかもしれない。このような傷に正面から向き合うことは、セラピストが患者の自殺を受け止めて、自殺の危険の高い患者の治療をその後も巧みに続けていくうえで必要な癒しの一部となる。複数の患者の自殺を経験すると、セラピストは困難な患者を治療していくうえでの限界を見定めるようになるだろう。

キーワード 自殺、職業上のストレス、心理療法家、悲嘆

（1）ドナ・M・ジェームズ（*Donna M. James*）は精神力動的心理療法家で、米国ワシントン州シアトルで開業している。彼女はフィールディング大学院研究所の学生でもあり、精神力動的心理療法家が自殺した患者との関係をどのように理解しているかという点について博士論文をまとめている。

連絡先 Donna M. James. 6869 Woodlawn Avenue N.E., Seattle, WA 98115, USA
(E-mail: dmjames@ix.netcom.com)

セラピスト　……あのようなことがまた起きるのではないかという心配が、これからもいつも私に付きまとうと思います。一度目の時には何とか乗り越えることができました。でも、あー神様、もう一度起きたら、他の人よりもたくさんの自殺を出してしまうことになります。

ウェルト　患者の自殺が一度だけしか起きないといった奇跡のようなことはあるでしょうか？

セラピスト　そうですね。一度起きて、二度とないかもしれません。私はすでに一度経験しています。そのお言葉に感謝します。

これは患者の自殺に対するセラピストの反応に焦点を当てたローラ・E・ワート（Wert, 1988）の学位論文の中で、彼女があるセラピストにインタビューした一部を引用した。Z氏の心理療法を引き受けた時に、私（筆者）はすでに二人の患者の自殺を経験していた。一人は私がこの仕事を始めた地域の精神保健センターで自殺し、もう一人の自殺が起きたのは私が個人開業を始めてからのことだった。Z氏が自殺する確率は五分五分であると私は考えていた。この若い男性と一緒に診察室にいて、私はほんのしばらくの間、次のように自問自答した。「私はまたあの時のようなことを進んで経験しようとしているのだろうか？　もしもそうでないならば、治療を引き受けられないと患者に伝えなければならない。進んで引き受けようとするならば、この症例の最悪の結果に伴う自分自身に対する不信感、結果論に基づく非難、悲嘆、専門家としての不安を被ることになる」。

Z氏にはどこか私が好ましいと感じる点があった。私は数カ月前にすでにZ氏に二度会っていた。Z氏は何人かのセラピストに紹介されてきて、私がその最後の担当になった。彼はすでに二人のセラピストの面接を受けていて、私との面接は最後であった。面接の翌日、彼は車庫に入り、ホースを排気口につなげ、他の端を自動車の中に引き入れ、そしてエンジンをかけた。しかし、彼の中の何かが行為を止めた。意識を失う前に、彼は自動車の中から這い出した。数日後、伯母が彼を私の診察室に連れてきて、何をしたのかはっきり言うように彼に迫るとともに、私に心理療法を依頼してきたのだ。

Z氏にとってごく妥当ないくつかの決定を私は下した。私が心理療法を引き受ける前に、Z氏が最初にしなければならないことは薬物乱用リハビリテーション施設でマリファナの使用とアルコールの乱用について治療を受けることであると私は告げた。さらに、向精神薬を処方してくれる精神科医の治療を受ける必要もあると説明した。自殺という衝動的な行動に用いられかねないさまざまな持ち物を廃棄する必要もあった。こういった一連のことを済ませてから、心理療法という選択肢について再検討してはどうかと提案した。三カ月後、以上のような提案をすべて済ませたZ氏は再び私の診察室に現れた。彼は抗うつ薬と中等量の抗精神病薬を服用していたが、いまだに自殺の危険は高かった。彼は自分の育ったサウスウエスト地区に戻り、薬物とアルコール乱用の治療を受けるとともに、その地区の精神科医の治療を受けていたのだが、市の中心部で治療薬を処方してくれる精神科医を探していた。伯母はホースを処分した。依然として死にたいと考えていたこと以外、すべてが好ましく思われた。実際にZ氏が自殺してしまうかもしれないことは私には明らかであった。しかし、私が助けになるチャンスがわずかにせよあると感じたので、私の治療を受けたいとZ氏は述べたのである。

私がZ氏の役に立てるかどうかわからなかったが、ぜひ助けになりたいと感じ、危険を引き受けることに決めた。今振り返ってみると、次のような考えが私の頭に浮かんだ。「これまでに患者の自殺を経験したことのない未熟なセラピストよりも、私のほうがよほどましだろう」。これは個人的な危険信号であったのかもしれない。それ以来、私は「未熟」の定義を大幅に変更した。未熟な他の誰かよりも私のほうが巧みに治療できるとか、私がすべてを扱うべきだといった結論を下すことになった自信と混乱についても私は折り合いをつけてきた。

セラピストと患者の自殺――その数

臨床の場で患者の自殺を経験したことがあるセラピストの数を正確に評価した研究を私は見

つけられなかった。すべての入手可能な統計は、回答率が二〇％から七三％の調査を行った研究者によるものだった。そのほとんどの調査の結果は、治療中に自殺した患者の数の最小の推定値を示していると考えられた。

臨床心理士と精神科医を対象として患者の自殺数とその影響についてケムトブらは全国調査を実施した（Chemtob et al., 1988a, 1988b, 1989）。彼らの最初の研究（1988a）は、無作為に抽出された精神科医を対象とした全国調査であった。二五九人の回答者のうち、五一％が患者の自殺を経験していた。臨床経験年数、精神科医の性別に関して、患者の自殺を経験した精神科医と経験したことのない精神科医の間で有意差は認められなかった。患者の自殺を経験したことのある精神科医の五五％が複数の患者の自殺を経験していた。これは患者の自殺を最初に経験する確率とほぼ同等であった。

ケムトブらは第二の研究（1988b; 1989）で、最初の研究の精神科医五一％と臨床心理士の患者の自殺率を比較した。回答のあった臨床心理士の二二％が患者の自殺を経験していた。患者の自殺を経験することに伴う危険に影響を及ぼすとこれらの研究が明らかにした特徴は以下の通りである。①博士課程後の特別な研修は患者の自殺の危険を減らす。②男性のセラピストと比較して、女性のセラピストのほうが患者の自殺者数は少ない。③精神科病院、総合病院の精神科病棟、精神保健外来治療施設に勤務する者は患者の自殺を経験する率が高い。④器質性障害、気分障害、物質乱用、統合失調症、他の精神障害の患者の治療に当たっている者は、患者の自殺を経験する率が高い。

これらの研究が明らかにした年齢による差について注目すべきである。すなわち、若い精神科医に比較して、年齢の高い精神科医のほうが自責感や対人関係の減少の度合いが低いという点である。自尊心を失ったり、交友関係が絶たれたりすることも比較的少ない。この研究は時間とともにセラピストの苦悩が和らいでいくことを示している。しかし、ケムトブらの研究では、患者の自殺を経験した精神科医の五七％はその後の六カ月間に臨床的にも深刻な心的外傷後症状を呈したという。

ケムトブらの一九八九年の研究は、精神科医と臨床心理士を対象とした三番目の調査であった。この調査では、臨床心理士の二八％、精神科医の六二％が患者の自殺を経験していた。セラピストが患者の自殺を経験すると、その後、臨床経験が長くなるほど、二度目の自殺を経験する傾向が高くなるとケムトブは述べている。この研究では複数の自殺が生じることにもっとも関連する三つの要因として、①精神科医で、②年長で、③成人患者の治療が専門であった。臨床心理士と比較して、精神科医のほうが複数の患者の自殺を経験する傾向が高いことをオライリーら（O'Reilly et al., 1990）は明らかにした。これはカナダにおける調査だが、一人当たり毎年平均〇・二九人の患者の自殺が生じていた。回答したのは七三名の精神科医であり、臨床経験は平均一四・九年であった。彼らの働いている場はさまざまであった。

この数は、回答した精神科医一人当たり一・七人の患者の自殺を経験していることになる。しかし、これは自殺がどのようにして起きるかを示すものではない。臨床年数一年当たりに換算すると、自殺は〇件から〇・九件と幅広い率を示している。四三％の精神科医は患者の自殺を経験したことはないと回答した。その率は臨床経験年数とは相関していない。これらの研究をまとめると、平均すると精神科医は臨床八年間に一人の割合で患者の自殺を経験することになるのだが、まったく患者の自殺を経験しない精神科医もいれば、複数の自殺を経験する精神科医もいる。この研究で調査された自殺した一二二人の患者のうち、五一人には自殺未遂歴があり、四九％には自殺の前に自殺念慮が認められた。これは、自殺した患者のおよそ半数は最後の行動に及ぶ前に精神科医に自殺念慮を伝えていなかったことを示している。

精神保健の専門家を対象とした他の調査も、患者の自殺に関して同様の率を報告している。グッドマン（Goodman, 1997）は米国心理学会会員を対象に調査した。臨床心理士の一七・八％から三五・六％が患者の自殺を経験していたが、率の差は、患者が治療中であったか、すでに治療を終了していたかによるものであった。自殺が起きる前に患者がすでに治療を受けなくなっていた場合でも、自殺は深刻な影響を及ぼした。ハワード（Howard, 2000）の学位論文では、心理学領域の保健サービス提供者全国登録（National Register of Health Service Providers in Psychology）

に載っている人について調べた。回答者の二四％が患者の自殺を経験していた。同様の回答者について調査したグループも三九％が患者の自殺を経験したと報告している。臨床心理士を対象としたオーストラリアの研究では、回答者の三八・九％が患者の自殺を経験していた（Trimble et al., 2000）。メニンガー（Menninger, 1991）は回答したセラピストの三九％に、マックアダムズら（McAdams et al., 2000）は調査したカウンセラーの二三・七％に患者の自殺の経験があった。ハリス（Harris, 2001）はアラスカ州で修士号あるいは博士号を有しているセラピストの四二・七％に患者の自殺の経験があったと報告している。複数の患者の自殺を経験したセラピストに関しては、私はこれ以上の統計を見つけることはできなかった。

患者の自殺という経験について

私はZ氏を三週間にわたり、毎週三回面接した。自殺や自殺願望についての今の感情や思考、もしも再び試みようとするならばどのような計画があるか、最後の行動に及ぶ前に聴いてみたい音楽などについて、私とZ氏は話しあった。私は彼の自殺手段の象徴を捜し求めた。生きていたいと思うと同時に、死んでしまいたいと思う彼の人格の側面についても探っていった。彼は自殺衝動がひどく強まった特定の出来事や日付について語った。生きていなければならないすべての理由、これから将来に期待すべきこと、誰が彼に死んでほしいのか、彼が死んだら辛い思いをするのは誰かなどを探し出そうとした。ある日の断酒会で修正について取り上げられたが、その会の後、彼の考えについて話しあった。Z氏はいまだにサウスウエストの精神科医に薬を処方されていたのだが、私が一週間休暇を取っている間に、地元で自分の保険で診てくれる医師を積極的に探していた。休暇中は私の同僚の診察を受けるように助言したのだが、彼はそれを拒否した。休暇明けの最初の日に予約を取っておいた。私が休暇を取っていた一週間のうちに、Z氏は薬を処方してくれる地元の医師を見つけていた。その医師が薬を徐々に減らして最終的には中止することに同意してくれたと彼は話した。その頃の服薬量はすでに相当少量だったので、患者も医師も減らしても大差はないと考えていた。彼らの考えが正しかったかどうか私には定かではない。

私の休暇中にZ氏に起きた多くのことを取り上げなければならなかったので、処方薬の変更については別の回に話題にすると診療録にメモしておいた。彼は自殺は今でも選択肢のひとつであり、それが変わることはないだろうと語った。その二日後、次回の予約日の前日に、伯母から電話がかかってきた。前回の面接日の翌朝、Z氏が車庫の自動車内で死んでいるのが発見されたというのだ。ホースが排気口につながれ、別の端は車内に引きこまれていた。前の週末には伯母と甥が一緒に運動靴を買いにいき、運動を始めることを彼は楽しみにしていたという。Z氏がふたたび自殺を図るというサインに私は気づいていただろうか？　生き続けていたいという気持ちもあるという点を取りあげて、最後の面接を終えていたのだった。

　自殺の後に遺されることについて取り扱った文献や本には、親しかった人が自らの手で命を絶ったことに対するサバイバー[2]の心理的反応が記述されている（Alexander, 1991; Hauser, 1987; Dunne et al., 1987; Rudestam, 1990）。ショック、しばしば自責感を伴う悲嘆、怒り、哀しみ、時に安堵感、他者から非難されることへの恐怖感、非情で無益と思われる行為の意味を必死に理解しようとする必要性などをサバイバーは経験する。他のタイプの死と比べると、自殺の場合、悲嘆の過程が困難になる理由についてハウザー（Hauser）は議論している。その理由として、自殺が突然に生じること、暴力的な意味合い、サバイバーがしばしば経験する自責感、葬儀や宗教的儀式といった一般の喪の儀式に自殺が及ぼす影響、サバイバーがしばしば他者に対して向ける非難、友人や隣人や家族や地域の人々から自殺について断罪されるために対人関係が減少してしまうことなどがある。

　患者を自殺で喪ったセラピストには、個人としての反応と専門家としての反応が生じる。患者の自殺を経験したセラピストにとくに焦点を当てた文献では、患者が自殺した際にセラピストに生じ得る反応について議論されている（Anderson, 2000; Bissell, 1981; Chemtob et al., 1988a, 1988b, 1989; Feldman, 1987; Gorkin, 1985; Grad et al., 1997; Hammond, 1991; Hendin et al., 2000; Kinsler

（2）訳者注：サバイバー（survivor）とは、大切な誰かを自殺で喪った人のことであり、自殺未遂で生還した人のことではない。最近では、北米を中心によく用いられる単語である。強い絆のあった人を自殺で喪った人を日本語では「自殺遺族」とか「自死遺族」と呼ぶ。しかし、自殺が生じて深いこころの傷を負うのは遺族ばかりでない。そこで、本書ではそのまま「サバイバー」を用いることにする。

et al., 1991; Litman, 1965; O'Reilly et al., 1990; Rubovits, 1993; Tanney, 1995; Wells, 1991; Wert, 1988）。サバイバーが一般的に経験する個人としての反応に加えて、セラピストはしばしば失敗感を抱いたり、専門家としての同一性が侵害されたり、同僚からの否定的な判断および患者の友人や家族からの非難を感じたり、専門家としての能力に疑問を感じたり、致命的な過ちのように思われる何かを見逃したのではないかという思いにかられたりする。スロベニアで実施された研究では、患者の自殺後、男性のセラピストに比べて、女性のセラピストのほうが自責や恥辱の念が強かった（Grad et al., 1997）。患者の自殺も、友人や家族や知人の自殺も経験したことのある医療従事者について調査したところ、回答者は患者の自殺のほうにより多くの責任を感じていたという報告もある（Hammond, 1991）。

患者が自殺した際に、病院やクリニックのスタッフに動揺が生じたことを指摘する研究もある（Gralnick, 1993; Kayton et al., 1967; Krieger, 1968; Little, 1992; Marshall, 1980）。これらの研究は、どのようにして職場がセラピストの喪の作業を手助けできるかという点についても示唆している。治療の場において自殺が起きたときには、そこで働く多くのスタッフにとっての癒しが必要となる。

自殺と、それに対処するセラピストに関する文献を読むとともに、自分自身の経験を通して、私はこの経験を乗り越えていったセラピストを何度も見守ってきた。ビッセル（Bissell,

1981）は、自殺の危険の高い患者に関わってきた経験も年齢も異なる一一人の看護師のセラピストに面接し、これまでに経験した自殺の症例でどのような心理的反応を呈したかについて質問した。面接の結果ビッセルが得た結論は、自殺の危険の高い患者に関わっていくうえでより多くの受容へとつながる発展段階を認めた。これらの段階は、未熟、認識、責任、個人的選択と名づけられた。

未熟の段階では、看護師はショック、理解の不足、回避、否認などを感じた。認識の段階に至ると、否認は消失するが、恐怖、不安、絶望感、混乱などが優勢になる。責任の段階では、第二段階と同様の多くの感情が認められるが、自殺の危険の高い患者に向き合ううえで、欲求不満、自責感、怒りなどが生じてくる。看護師が第四の段階に達すると、自殺を選択したということは究極的には患者自身の責任であると認めるようになっていく。自己認識、自信、同僚からのサポート、経験年数、精神疾患についての理解、患者の自殺の経験、救命が難しいこともあるという理解、コミュニケーションの能力といった要因が、看護師がこれらの段階を経ていくのに影響している。患者の自殺を経験することは、ビッセル（1981）の研究対象であった看護師が未熟の段階から認識の段階へと進んでいくうえで重要な要因のひとつであった。救命という看護師の使命感が責任の段階の重要性を高めていた。ビッセル（1981）は責任の段階から個人的選択の段階へと看護師が進んでいくことに関して次のようにまとめている。

結局は、既遂自殺について事後の検討を行い、管理者から肯定的なサポートを得られたために、看護師はこの段階を経ていくことができた。（中略）スーパービジョンや正規の教育を受けたり、実存療法的手法についての文献を読んだりすることによって、個人的な選択の段階へと進んでいった。個人心理療法によってより深く自己分析を行い、過剰な自責感、投射された怒り、全能感に気づくことができた。このような反応を通じて、実際には患者に責任があると看護師は考えられるようになっていった。すると、より感受性豊かに、かつ思いやり深く、客観的な介入をすることが可能になっていったのである。（pp.78-79）

私自身の経験では、未熟の段階は最初の患者の自殺を経験することで終わるようだ。後に来る三つの段階は、その後の自殺の後にも起こるし、時には前の段階よりも速く進んでいくが、必ずしも常にそうなるわけではない。どの自殺もそれぞれに独特なものである。最初の患者の自殺を経験した時点ですでに第四の段階に達し、患者は自分の選択に責任があるのだと確信したとしても、二番目の患者の生死に伴うセラピストの苦痛を救うことにはならない。セラピストの恐怖、不安、混乱を和らげはしないのである。それにもかかわらず、セラピストは個々の患者を治療していくうえでそれぞれの事例について詳しく検討していく必要がある。プロセスは同じかもしれないが、詳細な点やその強度は特定の事例によってさまざまに異なるのだ。

ワート（1988）は患者の自殺に対するセラピストの反応を取り上げた学位論文の中で、一一人のセラピストがこれらの出来事を経験したことを記述している。そのインタビューには四つの主要なテーマが現れていた。①自殺前の世界──それは、患者を助力する能力に関してセラピストが抱いている一連の期待や信念、助けてほしいという患者の積極的な態度、患者の人生において他の人が進んで助けの手を差し伸べようとする態度、セラピストと患者の両者が築き上げた治療的愛着の内容、などからなる。②関係の断裂の経験──これは患者の自殺がセラピストにもたらす感情的な衝撃を明らかにする。この一連の強烈な感情に影響する要因とは、自殺前の期待や信念、自殺の手段、友人や同僚の反応などがある。③解決の過程──ワートのデータからこの過程も現れた。これには、自殺がセラピストにもたらした挑戦や、この種の死に折り合いをつけるための方法が含まれる。④面接の過程に対するセラピストの反応──これは患者の自殺がセラピストにさまざまな感情を引き起こした相当後に、しばしば驚きとして表現される。

ワート（1988）の視点を通じて私自身の経験を振り返ってみると、ある患者の自殺についてはすでに私の中で受け入れることができていた。すなわち、ビッセル（1981）の言葉を使うとするならば、私は新たな患者の自殺前の世界についてけっして未熟ではなかった。患者の内的・外的な援助源についてははっきりと認識していた。患者の生と死に対する願望も明確に評価していた。さらに、セラピストが患者を生かし続ける能力に関して自問自答するということも私は認識していた。両者の間の愛着の質は徐々に増していったため、患者が自らの手で命を絶つと、私が感じる苦痛を強めるだろう。さらに自殺が生じると、自殺一般にではなく、この特定の患者の自殺に対するショックはより強いものとなるだろう。しかし、患者の自殺が予測値を上回るということ自体がショックである。私にとっては、偏見に対処するということは、第一の自殺よりも、第二、第三の自殺を受け止めていく時のほうがより深刻であった。

私にとって第三の患者の自殺後の暗い時期に一連の明確な光が射していたのだが、そのうちのひとつとは、この特定の種類の危機を受け入れていく私独自の方法に精通していた点であった。第二、第三の自殺後、患者が自らの手で命を絶つと、私自身にどのような感情反応が起きるか、感情や思考がどのような流れで生じるか、すでによく認識していた。第一の自殺の後ではできなかったのだが、悲嘆をあるがままに受け止めることで、それを乗り切るようになっていた。それは、私自身の悲嘆や専門的な再評価のためにどのようにして時間や労力を割くべきかを決断するうえでも有用な方法であった。私のそのような感情状態にあっても、自分自身の家族に保証を与え、私自身の健康について家族に負担をかけないようにするために、どのように家族と向き合うべきか理解していた。最初の患者の自殺が生じた後、クリニックのスタッフや同僚たちで構成されていたサポートグループの反応や、個人開業で私自身のために専門家同士の協力関係を築き上げてきたことが、私が患者の自殺とどう向き合うべきかという経験となっていた。第二、第三の患者の自殺を経験した際には、サポートを得るには誰に連絡したらよいか、故人のケアに関与していた他の専門家たちとどう連絡を取り合ったらよいかといったことについても私はよくわかっていた。

恥について

私の若い患者が一酸化炭素中毒で自殺した数週間後のある夕方、私は自分も会員である専門家団体の委員会に出席した。この委員会に出席した人のほとんどは既知の間柄で、互いに個人的な安心感を覚えることができた。しかし、「この頃は具合はどう?」という問いに対して、私は自殺についての微妙な感情や自分自身の反応を率直に語るのは危険だと感じた。以前にも他に二件の自殺を経験したことがあり、今回の自殺の影響を引きずっていると話した。周囲にいた女性たちは皆、長年セラピストとして働いてきた人たちであり、心からの共感を示してくれた。彼女たちはこの種の喪失体験がどのようなもので、さまざまな形で喪失を受け止めるのかと考えた。しかし、私がこのような話をすると、かならず長い沈黙が生じ、打ち明けなければよかったという思いにかられた。私は何も話さずに、彼女たちがそれぞれに、疲れ果てた私の表情を目にして、あれこれ思いやるようにすべきだったかもしれないと考えた。このような状況で私はいつもそうするのだが、沈黙に出会って、彼女たちが私についての真実を知って、本当はどう思っているのだろうか、この事実は私に関する他の事実をすべて陰に隠してしまうのではないだろうかなどと思った。

するとマリアンが突然大きな声で「ということは、あなたは三回もこんな目にあっているの？」と言ったのだ。これはまさに私が恐れていたことだった。これは人々の心に浮かんでくると私が承知していた秘密の意見、私自身の心にもかならず浮かんでくる意見、私たちの皆が抱く意見であった。しばらくして、私の喉から笑い声が漏れ、長年にわたって続いていた微妙な緊張感もそれに伴っていた。人々はこのような悲劇が自分の人生と関わりを持たないようにするために、この種の体験と自分自身の間に距離を置く方法を見つけようとするものである。私が患者の自殺について語ると、こういった考えが人々の心に浮かぶ。面と向かって私にそう言ってくる人はほとんどいない。複雑な皮肉をこめてこういった経験について面白おかしく物を言えるのは、率直なユーモアのセンスのあるマリアン以外にできることではなかった。もちろん、私がこの話をしたのは、語る必要があり、私自身が話をする必要があったからである。

一般的に言って、精神保健の領域では、治療中の患者が自殺すると、セラピストを非難する傾向と、自殺は避けられないとみなす傾向の間を長年にわたって揺れ動いてきた（Grad et al., 1997）。一般人口においても、そして、入院患者も含めた患者の人口においても、たとえ適切な治療を受けたとしても、何らかの割合で自殺が生じると指摘している者もいる（Barraclough et al., 1974; Cotton et al., 1983）。こういった意見の只中で、自殺予防の専門家は仕事をしている。人は何故自殺するのかを理解しようとする研究者もいる（Everstine, 1998; Lester, 1987）。また、潜在的に自殺の危険の高い人の診断や他の特徴を探ろうとする研究者もいる（Pallis et al, 1984; Pokorny, 1987）。セラピストとして働いている者はこの領域における自分自身の技量を評価するように努めるべきである（Bongar, 1992; Neimeyer et al., 1994）。さらに、自殺の危険の高い患者の治療を進めていくうえでもっとも効果的な治療技法を開発しようとする専門家もいる（Hendin, 2000; Leenaars et al., 1994; Schwartz et al., 1974）。

　もしも何かがうまくいかずに、生ではなく死を選択したとすると、西洋の文化ではほとんどの場合、何かがうまくいかなかったことに対して、どこかに非難を向けたいと考える。私たち専門家は、たとえ患者が自ら命を絶つことを望んだとしても、その命を救うことに責任を感じる。セラピストは自殺の危険の高い患者の不安や苦悩を和らげて、もう一度生きていきたいと再発見させるような役割を求められ、自分自身にもその役割を課している。セラピストの仕事が時に患者の自殺に関連していることについても私は疑いを持たない。セラピストが自殺の警戒兆候を見ようとしない場合もある。その盲点のために治療が妨げられたり（Modestin, 1987）、誤った介入を始めてしまったりするかもしれない。ヘンディン（Hendin）の研究の対象となった二六人のセラピストのうち、後に振り返って考えてみると、二一人が最低でも一回は患者の治療の方針を変えたであろうと述べている。私自身がZ氏について振り返ってみると、あの晩、私は彼と処方薬の変更について話し合うべきだったろう。数カ月にわたって効果を上げていた抗精神病薬を漸減し、中止することに同意した医師を彼が捜し当てたことの意味について探るべきであっただろう。

セラピストは個人として、専門家としての自負をもって、患者の下した結論に対して自分には責任はないと必死になって考えることがある。セラピストは自分の責任を否定したり、患者が自殺したことに責任を感じたり、患者の苦悩を誰か他の人へ責任転嫁したり、治療関係を裏切ったとして自殺した患者自身を非難したりと、激しく動揺する。セラピストは、失われた命や失われた治療関係から生じた苦悩を受け止めることになる。患者の自殺という苦悩を必死になって経験し、セラピストは個人として、専門家としての二重の責任を負うことになる。

癒し

ジークムント・フロイト（Sigmund Freud）、ドナルド・ウィニコット（Donald Winnicott）、ルドヴィッヒ・ビンスワンガー（Ludwig Binswanger）など、患者の自殺を経験した多くのセラピストがいる。セラピストが患者の自殺から回復することについて検討したゴーキン（Gorkin,

1985）や他の多くの研究者たち（Bissell, 1981; Hendin et al., 2000；Howard, 2000; Tanney, 1995；Wert, 1988）と同様に、二〇世紀初頭のビンスワンガーには遠く及ばないものの、実存的な絶望のために自殺する患者がたしかに存在し、セラピストはそれに対して何もできないし、患者に自殺されたセラピストは自己に対する疑問を抱くということを私も信じている（Binswanger, 1958）。悲嘆に加えて、セラピストはいつそしてどのように何かを見逃し、この悲劇を予防するにはどのような異なる介入法があったのかと自問するだろう。自殺の危険の評価や予防に関する本を読み、文献にあたるだろう。これは私にとって三人の患者が自殺したという現実を受け入れていくのに重要な側面であった。セラピストが全力を尽くしてできる限りのことをしたのだという結論は、必死になって努力した結果として得られるものである。できるだけ真実に近づくために、自殺に先立つ治療のあらゆる過程を精査しなければならない。それでも、一体何ができたのだろうかという点に関してけっして明らかになることはない。ほとんどの場合、漠然としたままになる。

それが適切なものであるか否かにかかわらず、自責感は結局は乗り越えていかなければならない。ゴーキン（1985）はこの点について次のように簡潔に述べている。「次の二つの要因が、セラピストがこの漠然とした点を受容し、喪失感に対処する能力に影響を及ぼす。①セラピストの治療努力における全能感の程度、②セラピストと患者の関係の性質」（p.5）。ゴーキンは第一の要因である全能感を、セラピストの無価値感として、あるいは自責感の過度の否認としてとらえた。抑うつ的な状態、専門家として傷ついたことに対する抵抗、そして、その両者とも当てはまる場合にも、空想上の全能感という要素が存在する。第二の要因である患者との関係は、セラピストの患者に対する愛着が、意識されているか否かにかかわらず、喪失、裏切り、遺棄に関して患者に敵意を向けることにつながる。

ゴーキン（1985）よりも人間の動機は広く関連しているように思われる。私は第二の要因をさらに複雑なものと考える。三人の患者の自殺に伴うさまざまな出来事や感情があるのだが、それでも自殺した才能あふれるこの若い男性に私は強い愛着を感じる。第三の自殺は、それまでの二人の自殺と比べて、同じようなところもあれば、異なるところもあった。短期間の治療関係だったが密度の濃いものであり、彼の内的世界と彼が一緒に暮らしてきた友人や家族の外的世界の間の深刻な断絶を葬儀で目にし、私はそれまでに経験した患者の自殺よりも、長期にわたり、強い影響を受けた。

私はZ氏の苦悩と周囲の人々との絆の回復を渇望する気持ちを受け入れたのだが、彼が人生で何とか生き延びていく方法を見つけるのを助けるために私の心を整理するだけの十分な時間がなかった。彼の裏切りに対する怒りだけではなく、私は悲しみ、失望や後悔を感じていた。さらに、十分な仕事ができなかったことに対する欲求不満もあった。Z氏は亡くなってしまったのだが、彼が残していった未完成の事柄を成し遂げる必要があった。私は二五年の臨床経験があり、三人の患者の自殺を経験したセラピストと話をしたが、このセラピストは最近起きた三件目の自殺の後が苦悩が一番強かったと打ち明けてくれた。この患者は成功し、知的な女性で、数年間心理療法を受けていた。セラピストが患者の自殺を受け入れていく過程はどの症例でも同じかもしれないが、他の患者よりもセラピストをより深く傷つける患者もいるかもしれないし、セラピストの苦悩の強さは個人としての愛着の程度によるものである。

ゴーキン（1985）と同じく、セラピストは個人として、そして専門家として、何らかの心の傷を受けると私も考えている。セラピストが複数の患者の自殺を経験すると、最初の自殺の後に何とか哲学的な解決に達していたとしても、それはすべて第二の自殺ですっかり霧消してしまうかもしれない。私の場合、第三の自殺が生じた後、ひどく動揺していた個人的な時間には、自分自身を「死に神」などと蔑称していた。患者の自殺を受け入れていく過程では、精神状態がすっかり破綻する時点があり、冷静に回想することなどできず、自己に対する最悪の疑念だけが生じる。受け入れていく過程が進んでいくと、精神的な動揺だけでなく、何らかの余裕も生まれ、自殺について考え、曖昧さを認め、自殺の複雑さや心理的な達成感なども抱くようになっていく。この心理的過程を経るのに十分な機会と時間を得られると、セラピストの経験について真実に迫ることができ、それは回復へとつながる。

自らの限界に気づく

心理療法の効果は関係性の中にあるという考えをより深く理解するようになり、私は自分が担当している患者との治療関係にとくに注意を払うようになってきた。これは私が自殺の危険の高い患者の心理療法を引き受けなくなったという意味ではない。私は多くの人々が生き続けられるように助力をしてきたし、その数は失敗した数よりも多い。しかし、どの患者の自殺の危険が高まるのか常に理解できるわけではない。患者のすべての真実に迫るために、どの程度の退行まで陥る必要があるのか、どの程度のうつ病的なあるいは精神病的な抵抗を生じさせる必要があるのか、心理療法を開始した時点では必ずしも常に理解できているわけではない。しかし、心理療法の開始時点では、回復したいと希望している患者の治療に自分が関心を持っていることをできる限り明らかにしようと私は考えている。私が患者の心理的過程に関与しなければならないのであるならば、患者に関与していくにはある程度は私なりのやり方を主張する。私の臨床ではこの時点で患者の病状が重篤である場合は、一般的に長期にわたる心理療法を考える。

自殺未遂のために入院となったある女性患者が、つい最近、退院となった。私はその患者の心理療法を引き受けなかった。患者は私の心理療法を彼女の健康保険で支払うことができる一〇回だけ受けたいと考えたが、それ以上の心理療法は望まなかった。彼女の収入は私の治療費を払うには十分ではなかったからである。私はその患者を他のセラピストに紹介した。私は治療費を低くすることも十分にできたのだが、たとえ低い治療費であったとしても、一〇回のセッションで彼女の人生が治療費に見合うものだと確信させる責任を進んで負う気にはならなかった。私自身はある時期、学生のわずかな収入の三分の一を心理療法に支払ったことがあるが、十分にそれに見合うだけのものを得た。私はその患者にも同様の要求をする権利があると判断したのだ。私が患者の自殺に対する反応に対処するために三カ月から六カ月費やすことになるのかもしれないのであれば、患者も自分自身の人生に対処するのに数年を費やすつもりになってほしいし、それに見合う費用を支払ってほしいと考えたのである。この私の態度の変化は明らかに私自身を守るためであり、患者のためではない。専門領域の大多数の立場とは異なり、私には人を生かしておくといった能力も権限もないと今では理解している。心理療法の開始時点の契約過程で、新たな患者には、セラピストと患者の両者がスタートラインに立ち、私が深く関与し、私の人生、少なくとも専門家としての人生も同様に苦悩することを患者に理解しておいてほしいのである。

私が進んでこのような経験をしたわけではないのだが、むしろ、三人の患者の自殺を経験した後では、患者は自分自身の選択に究極的な責任があり、私は比較的短期間で患者の自殺に距離を置き、それから回復し、立ち直ることができると考えたかった。しかし、実際のところ、私が患者の自殺から回復するには三～六カ月の深刻な心理的過程が必要であった。これは私自身がたどった心理過程に基づくものであるので、あくまでも推測の域を出ない。しかし、この回復に要する時間というのは、患者の自殺を経験した他の多くのセラピストの経験とも一致している。三～六カ月というのは、もはや影響を及ぼすことができない他者の人生に注ぎこむには私の人生にあまりにも多くの部分を占めるように感じられる。そこで、私自身への危険を減らすために臨床に携わる時間を制限することにした。もちろん、他の決断を下すセラピストもいるだろう。予測と介入の方法を研究しようというセラピストもいるだろう。臨床をすっかり止めてしまうセラピストもいるだろう。責任を持って臨床に携わるには、個人の技量と限界をわきまえ、その結果とともに生きていく必要があるのだ。

サイコパスによる暴力、精神的な破綻、他の形の性的逸脱などと同様に、自殺は人間の行為の辺縁に位置し、それに進んで関わりを持とうとする者は少ない。しかし、この辺縁で働いている心理について深く考えると、人間としての存在の広がりについて教えられる。苦悩、追いつめられたときにそれに耐えられる時間、希望を失ったときに陥る深淵に対する能力には限りがあることに気づかされる。このような悲惨な状況を通じて、日常において深刻な精神的苦痛に対処していくことに対する共感とともに、さまざまな妥協をしながらも、生きていくのに何が必要か理解することを教えられる。「汚い仕事かもしれないが、誰かがしなければならない」といった古臭い諺が心に浮かぶ。患者の苦悩とともにあるというセラピストの仕事は奇妙であるとともに興味深いものである。患者が突然電話をかけてきて、治療費を払えないという理由で、心理療法を止めたいと言ってきた時、これまでの心理療法でどこがうまくいっていなかったかとセラピストは疑問を抱くのだが、それは時に長年にわたり、セラピストは途方にくれたままになる。患者の自殺が生じると、セラピストは喪失感に襲われるだけではなく、患者の苦悩の一部も負わされることになる。そして、それにひとりで耐えなければならない。その苦悩に耐えるためのサポートを差し出してくれるのは多くの場合同僚である。セラピストが患者を支えるのと同じように、他のセラピストも支えることで、われわれの専門家のコミュニティにさらに支持を広げていくことが望ましい。

文献

Alexander, V. (1991). In the wake of suicide: Stories of the people left behind. San Francisco: Jossey-Bass.

Anderson, E. J. (2000). The personal and professional impact of client suicide on master's level therapists. Dissertation Abstracts Intenrational, 60(09), 4873B. (Publication No. AAT 9944663)

Barraclough, B., Bunch, J., Nelson, V., & Sainsbury, P. (1974). A hundred cases of suicide: Clinical aspects. British Journal of Psychiatry, 125, 355-373.

Binswanger, L. (1958). The case of Ellen West: ,An anthropological-clinical study (W. M. Mendel & J. Lyons, Trans.). In R. May, E. Angel, & H. F. Ellenberger (Eds.), Existence: A new dimension in psychiatry and psychology (pp.273-364). New York: Basic Books. (Original work: published 1944)

Bissell, B. P. H. (1981). The experience of the nurse therapist working with suicidal cases: A developmental study. Dissertation Abstracts International, 42(06), 2307B. (Publication No. AAT 8126678)

Bongar, B. (1992). The ethical issue of competence in working with the suicidal patient. Ethics and Behavior, 2, 15-89.

Chemtob, C. M., Bauer, G. B., Hamada, R. S., Pelowski, S. R., & Muraoka, M. Y. (1989). Patient suicide: Occupational hazard for psychologists and psychiatrists. Professional Psychology: Research and Practice, 20, 294-300.

Chemtob, C. M., Hamada, R. S., Bauer, G., Kinney, B., & Torigoe, R. Y. (1988a). Patients' suicides: Frequency and impact on psychiatrists. American Journal of Psychiatry, 145, 224-228.

Chemtob, C. M., Hamada, R. S., Bauer, G., Torigoe, R. Y., & Kinney, B. (1988b). Patient suicide: Frequency and impact on psychologists. Professional Psychology: Research and Practice, 19,

416-420.

Cotton, P. G., Drake, R. E., Whitaker, A., & Potter, J. (1983). Dealing with suicide on a psychiatric inpatient unit. Hospital and Community Psychiatry, 34, 55-59.

Dunne, E. J., McIntosh, J. L., & Dunne-Maxim, K. (Eds.) (1987). Suicide and its aftermath: Understanding and counseling the survivors. New York: W. W. Norton.

Everstine, L. (1998). The anatomy of suicide: Silence of the heart. Springfield, IL: Charles C. Thomas.

Feldman, D. (1987). A social work student's reaction to client suicide. Social Casework: The Journal of Contemporary Social Work, 68,184-187.

Goodman, J. H. (1997). How therapists cope with client suicidal behavior. Dissertation Abstracts International, 57(09), 5918B. (Publication No. AAT 9705345)

Gorkin, M. (1985). On the suicide of one's patient. Bulletin of the Menninger Clinic, 49, 1-9.

Grad, O. T., Zavasnik, A., & Groleger, U. (1997). Suicide of a patient: Gender differences in bereavement reactions of therapists. Suicide and Life-Threatening Behavior, 27, 379-386.

Gralnick, A. (1993). Suicide in the psychiatric hospital. Child Psychiatry and Human Development, 24, 3-12.

Hammond, L. K. (1991). Attitudes of selected health professionals toward suicide: Relations to specialty, professional experience, and personal history. Dissertation Abstracts International, 52(3-B), 1777. (ISSN: 0419-4217)

Harris, A. H. S. (2001). Incidence of critical events in professional practice: A state-wide survey of psychotherapy providers. Psychological Reports Special Issue, 88, 387-397.

Hauser, M. J. (1987). Special aspects of grief after a suicide. In E. J. Dunne, J. L. McIntosh, & K. Dunne-Maxim (Eds.), Suicide and its aftermath (pp.57-70). New York: W. W. Norton.

Hendin, H. (Ed) (2000). The clinical science of suicide prevention. New York: New York Academy of Sciences.

Hendin, H., Lipschitz, A., Maltsberger, J. T., Haas, A. P., & Wynecoop, S. (2000). Therapists' reactions to patients' suicides. American Journal of Psychiatry, 157, 2022-2027.

Howard, E. L. (2000). Incidence and impact of client suicide on health service providers in psychology. Dissertation Abstracts International, 61(09), 4986B. (Publication No. AAT 9985639)

Kayton, L. & Freed, H. (1967). Effects of a suicide in a psychiatric hospital. Archives of General Psychiatly, 17, 187-195.

Kinsler, P. J. (1995). A story for Marcie. Dissociation: Progress in the Dissociative Disorders, 8, 100-103.

Krieger, G. (1968). Psychological autopsies of hospital suicides. Hospital and Community Psychiatry, 19, 42-221.

Leenaars, A. A., Maltsberger, J. T., & Neimeyer, R. A. (1994). Treatment of suicidal people. Philadelphia: Taylor & Francis.

Lester, D. (1997). Making sense of suicide: An in-depth look at why people kill themselves. Philadelphia: The Charles Press.

Litman, R. E. (1965). When patients commit suicide. American Journal of Psychotherapy, 4, 570-576.

Little, J. D. (1992). Staff response to inpatient and outpatient suicide: What happened and what do we do? Australian and New Zealand Journal of Psychiatry, 26,162-167.

Marshall, K. A. (1980). When a patient commits suicide. Suicide and Life-Threatening Behavior, 10, 29-40.

McAdams, C. R. III & Foster, V. A. (2000). Client suicide: Its frequency and impact on counselors. Journal of Mental Health Counseling, 22, 107-121.

Menninger, W. W. (1991). Patient suicide and its impact on the psychotherapist. Bulletin of the Menninger Clinic, 55, 216-227.

Modestin, J. (1987). Counter transference reaction contributing to completed suicides. British Journal of Medical Psychology, 60, 379-385.

Neimeyer, R. A. & Pfeiffer, A. M. (1994). The ten most common errors of suicide interventionists. In A. A. Leenaars, J. T. Maltsberger, & R. A. Neimeyer (Eds.), Treatment of suicidal people (pp.207-224). Philadelphia: Taylor & Francis.

O'Reilly, M. B., Truant, M: D., & Donaldson, B. A. (1990). Psychiatrists' experience of suicide in their patients. Psychiatric Journal of the University of Ottawa, 15, 173-176.

Pallis, D. J., Gibbons, J. S., & Pierce, D. W. (1984). Estimating suicide risk among attempted suicides. British Journal of Psychiatry, 144, 139-148.

Pokorny, A. D. (1983). Prediction of suicide in psychiatric patients. Archives of General

Psychiatry, 40, 249-257.

Rubovits, J. S. (1993). Therapists' reactions to client suicide. Dissertation Abstracts International, 54(08), 4405B. (Publication No. AAT 9401810)

Rudestam, K. E. (1990). Survivors of suicide: Research and speculations. In D. Lester (Ed.), Current concepts of suicide (pp.203-213). Philadelphia: The Charles Press.

Schwartz, D. A., Flinn, D. E., & Slawson, P. F. (1974). Treatment of the suicidal character. American Journal of Psychotherapy, 28, 194-207.

Tanney, B. (1995). After a suicide: A helper's handbook. In B. L. Mishara (Ed.), The impact of suicide (pp.100-120). New York: Springer Publishing Co.

Trimble, L., Jackson, K., & Harvey, D. (2000). Client suicidal behaviour: Impact, interventions, and implications for psychologists. Australian Psychologist Special Issue, 35, 227-232.

Wells, M. L. (1991). Psychotherapists' perceptions of client suicide: A phenomenological investigation. Dissertation Abstracts International, 53(02), 1112B. (Publication No. AAT 9220589)

Wert, Laura Egterton (1988). The experience of the therapist when a patient commits suicide. Dissertation Abstracts International, 50(03), 1128B. (Publication No. 8911770).

第2章

誰が，何を，いつ，どこで，いかに，そして何故？患者の自殺に対するセラピストの悲嘆

ゲイル・O・アンダーソン[3]

要旨　患者の自殺は私に深刻な心理的動揺をもたらした。私は最初その苦痛に対して適切な距離を取るのが難しかったのだが、同時に、「心理学的剖検」に過度に焦点を当ててしまった。私はその後、新患を受け入れるのをつらく感じ、州の助言委員会の委員に指名されることにも躊躇した。患者の苦痛を理解し、自分がこれまでに経験してきた喪失感とどのように関連するのかを理解して初めて、肯定的に喪失感を受け入れることができた。故人との関係において、そして患者も私も両者の喪失体験を明らかにするうえで、私の性別が重要な関連を持っていたことを認識した。

キーワード　自殺、セラピストの反応、フェミニスト、悲嘆、性別

（3）ゲイル・O・アンダーソン（*Gail O. Anderson, MA*）はミネソタ州のルター派ソーシャルサービスという非営利団体のセラピストである。これまで、子ども、思春期の人、その家族を対象として懸命に働いてきた。ミネソタ州助言委員会の児童精神保健小委員会の委員であり、マーシャ・ヒルが編集した『女性とセラピー』の『子どもの権利とセラピストの責任』号の共編集者である。

連絡先　Gail O. Anderson, Lutheran Social Service, P.O.Box 6069, St. Cloud, MN 56302, USA.

治療関係の文脈

アニーはやや細身で、細面で大きな青い目をした少女であり、いかにも自信のなさそうな一一歳の少女といった感じでいつも心もち前屈みにしていた。表面的にはいかにも生意気そうで、大げさな表現をするのだが、強い抵抗を示し、私との間に距離を置こうとしていたのが私の注意を引いた。私に発した彼女の最初の言葉は「自分の人生が嫌なの」というものであった。

私はアニーと一〇回面接し、そのうちの何回かは家族と一緒であった。残念ながら、彼女との間に信頼関係を築くのは難しかった。それから三年後、一四歳の誕生日を迎える前にアニーはクローゼットの中で首をくくって自殺した。私は彼女との間で疎通性を築けなかったことが自殺の問題を取り扱っていくうえでもっとも難しい点のひとつであった。アニーが亡くなった後、その数週間後に彼女は私の診察をふたたび受けるつもりであったことを知った。

さまざまな人、カップル、家族の治療を一八年間してきて、私には多くの自信がある。私はフェミニストのセラピストとして治療をしてきた。さまざまな形で女性や男性が未だに社会から傷つけられているが、そのような傷を負っている子どもたちや大人たちと私は絆を強めることができていたと考えている。私はいわば捻じ曲げられてしまった力を探し出そうとしている。不正義や権力の乱用を示すより大きな世界という状況の中で私が患者を見つめているというのはほぼ確かである。

なぜアニーがこのような最終的な方法で彼女の力を行使することを選択したのかと私は疑問に感じた。なぜ自分自身に暴力をふるい、息を止め、命を絶つために自分の力を使おうと決めるほどに絶望的になっていたのか私は悩んだ。彼女は自分がしようとしていたことを理解していたのだろうか、それとも、自分の感情を単に短絡的に行動化しただけなのだろうかと私は自問した。何故こんなことが起きてしまったのだろうか？　どうすれば自殺を防ぐことができたのだろうか？

セラピストの最初の反応

アニーの母親から電話を受けた時、私はある教会のサテライトオフィスにいた。周囲の人々が牧師に来るようにと頼んだ。アニーが自殺したというのだ。彼女は堅信式の予行のため前の晩に教会に来たが、同世代の仲間たちに「自殺は間違っている。私はけっしてそんなことをしない」と話していた。

私はショックを受けたが、湧きあがってくる感情を必死で抑えた。というのも、それから六時間の面接の予定があり、生きている患者のために私は助けにならなくてはいけないからであった。私は自分のオフィスに連絡し、アニーの診療録を取り出し、スーパーバイザーにそれを検討してもらうように依頼した。

その日の終わりに、自分の人生と必死になっている他の人々との面接をひとまず終えると、私はアニーの自殺に伴う自分の感情に向き合い、それについて考えてみた。一見冷淡な感情も湧きあがった。そのような感情のひとつには、私がこの少女との間に疎通性を築けないと感じたのは、おそらく診断と関連があるのではないかというものだった。周囲の人々が彼女のことをどれほど愛しているかアニーは実感できていなかったと私は思った。アニーは他者からの愛情を受け入れられなかったのではないだろうか？　もしもそうならば、どうしてそうなったのだろうか？　私のこういった考えが正しいかどうか断言できないものの、私の感情が表面に出てこないようにするために私なりに抵抗を示していたことを今となっては認識している。自分が何を感じているかではなく、私はむしろ患者に焦点を当てようとしていたのである。

私が抱いた別の冷淡な考えとは、アニーが他者との間に絆を築けなかったために他者を傷つけただろうが、他の子どもたちが彼女と同じような心の傷を負わなかったことはせめてもの救いだというものであった。私は「そんなはずはない」と大声で叫びたかったのだが、そうはしないで、私はアニーを主体として、いや対象として都合よく考えていた。そして慎重に、私自身ではなく、彼女について考えていた。

通夜、告別式、そして遺族との接触

私は通夜に出かけ、遺族と会って弔意を伝えることにした。アニーの姉に会えたことは幸いだった。彼女は二〇歳であり、かつて思春期の頃に何回か私の個人心理療法を受けたことがあった。アニーの両親と三人の姉妹とも話ができた。

この小さな町にやってきたただひとりのセラピストとして、私には通夜に出かけたもうひとつの理由があった。私は他の人々、とくにアニーの死に強い影響を受けた同世代の人々に会うだろうと思った。私自身も悲嘆にくれていることをまだ認識できていなかった。

通夜はとても大切で、個人的なものでもあった。牧師は故人と遺族に対して深い愛情をこめた態度を取った。牧師は前もって私に会って、話の中に含めたほうがよい内容がないかと尋ねてきたので、「うつ病のために自殺が生じたと皆に話してあげてください。もしもアニーが自殺が唯一の選択肢だと信じていたら、誰もそれを防ぐことはできなかったでしょう」と答えた。牧師はこのような考えを話に含めて、アニーを空から落ちた雀に喩えた。そのような運命の雀に対して神は愛情をもって哀しむと付け加えた。その間、私は手帳に「私は疲労困憊しているだろうか？　私はアニーについて何も感じていない。彼女も私について何も感じていない」「アニーは反応性愛着障害だったのだろうか？　彼女は発見されると考えていたのだろうか？　心の苦痛をあのような方法で大声で発する必要があったのだろうか？」と書いた。

アニーの家族は私のことを覚えてくれていた。長姉はそのうち私に会いに行くつもりだったと語った。私は長姉のことを心配していたし、彼女との心理療法はうまくいっていたので、彼女に会えて嬉しかった。私も家族の経験について詳しいことやアニーの自殺を理解するための鍵を見つけたいと話した。実際に何が起きて、どうして自殺が生じたのか説明したいと考えていた。もしもこの情報を手にしていたならば、三年前にもっと別の何かを試すことで、自殺を予防することができたかもしれないなどとおそらく私は考えていたのだろう。この時点では、私がアニーの自殺に影響されていないなどということはないという事実に私は気づき始めていた。

自殺の心理学的剖検

真偽相半ばしたが、さまざまな形で情報が集まってきた。私はアニーの同級生の何人かと会った。多くの人々が彼女のことを「親友」と考えていた。多くの友達がアニーのことを親友と考えていたのに、彼女は本心では皆に心を許していなかったのだろうかと私は疑問に感じた。多くの同世代の仲間が彼女ととても親密な関係を築いていたのに、なぜ私とはそのような関係が結べなかったのだろうかという疑問も生じた。悲嘆の程度は人それぞれ異なっていた。

予想通りではあるが、悲嘆の多くは自分自身に関連する疑念や恐怖であった。私も自分自身の解決されていない感情は疑念や恐怖ではないかと考え始めた。

アニーの姉にも情報があり、妹の自殺について考えていた。前年の夏からアニーは違法な薬物を使っていた。その年の夏には年長の男性と性的関係を持ったことも私は知った。両親は前年の夏に何度かアニーを精神科病院に連れて行って、入院させようとした。しかし、医師から彼女の自殺の脅しは真剣なものというよりは「周囲の注意を引こうとしているだけ」であるので、入院の必要はないと伝えられたことを私は知った。アニーの劇的な振る舞いのために、真の症状が隠されてしまって、結局、自殺が生じたのだろうと私は考えた。

アニーはかつて家出をしたことがあるということも私は知っていた。父親は飲酒の問題と必死になって闘っていたし、母親のうつ病は悪化していき、心理的に疎遠になっていた。長姉は今でも実家に住んでいたが、自分自身にもさまざまな問題を抱えていたのにもかかわらず、アニーとの絆を保ち続けていた。しかし、アニーは自殺してしまった。どこに差があったのだろうか？

悲嘆にくれるセラピストの心理

徐々にアニーの自殺にとらわれていくようになったことに私は気づき始めた。同僚や管理者、そしてアニーの症例を提示した多分野からなるコンサルテーション・チームとも私はしばしば症例の検討を行った。臨床のスーパーバイザーと臨床部長がさらに示唆を与えてくれた。私の勤務時間は通常の五分の四のはずであったのに、自ら長時間の超過勤務をして、ほとんど常勤のような形で勤務を続けてきたという事実に、彼らは親切にも気づかせてくれたのである。一カ月以上もそのように働いてきたことに気づかなかったということに私自身ひどく驚いた。以前は自分が受け入れられる以上の患者を引き受けないようにするという適切な境界を定められていたのだが、新患を担当することに対して「ノー」と言えなくなっていたのである。私は州の小児精神保健諮問小委員会の委員をそれまではとても楽しく務めてきたのだが、委員を辞めることも考えた。私は効率的に仕事ができていないと感じていたのである。アニーの自殺を予防することに失敗したために自分自身を不当に責めていたことが明らかになった。絶望感や無能力感よりも「悔悟」のほうがましだったのだ。他の何よりも、アニーとやり直したいと考えている自分に気づいた。

アニーの件を通じて、私は自分の子どもたちについてもいろいろと考えさせられた。子どもたちをけっして失いたくないし、ましてや自殺などしてほしくないと感じた（子どもを自殺で失うことに耐えられる者などいないだろう）。夫が四三歳で、私が三四歳のときに、夫が心不全のために急死したことも思い出した。私が二〇代の前半の頃、うつ病で、過量服薬し、入院した時の経験も思い出した。過量服薬した時に、自分が狭いトンネルの中にいて選択肢はたったひとつしかないと感じていたことも思い出した。それが私にとってどれほど惨めな気持ちで、きっとアニーも惨めだったに違いないということについてわずかな記憶しかない。結局、私はアニーとの間に絆を感じた。自分自身ではコントロールできない非常に多くのことが存在することを彼女の死が教えてくれたのだ。

患者の自殺を受け入れようとする過程と、それを手助けしてくれた人々

私はアニーのために死についての詩を書いた。ある詩の中で、私はひどく命令口調で、縄を首にかけ、椅子の上に立っている彼女に向かって話しかけた。「降りてきなさい」と私は語りかけ、必死になって何とか希望を吹きこもうとしていた。私は「降りてきなさい」と何度も繰り返したのだが、アニーはそれを無視した。私の命令はひどくまずい治療スタイルとして響き、

まるで即物的なものであった。しかし、アニーに希望はない。その詩では、彼女は私が語りかけるのを聴き終えると、椅子を蹴り、そして亡くなった。

次のような詩もある。

家族の肖像

アニーは首の傷跡を隠すためにタートルネックのセーターを着せられて棺に横たえられている
母親は冷静を装いながらも、心配そうにアニーの髪を梳いている
父親はあちこち歩き回り、一杯飲みたいと考えている
長姉は、葬儀にやってきた人々と言葉を交わし、何とか平静を保とうとしている
内気な妹たちは教会の控え室に隠れて、じっと恐怖に耐えている
九歳の妹は自分の大好きな紫色の熊の縫いぐるみをアニーの傍らに置き、姉が動き出すのではないかと見守っている
まだ幼いおびえた妹は母親のスカートにしがみつき、まとわりついている
これが家族の肖像である。アニーはすでに死んでしまった

最後には私の反応はより現実的なものになっていった。新患やこれまでに治療してきた患者が自殺するのではないかといった点をほとんどの場合、否認していることに私は気づいた。セラピストが引き受けなければならないリスクが存在し、患者が打ち明けようとせず、絶望感に

圧倒され、すでに決断を下してしまっているのならば、誰にも自殺を予防することはできないと、私はいつも述べていた。しかし、患者の自殺が現実に私自身にも起きるなどとはけっして考えていなかった。私には自分を守ってくれる神秘のベールのようなものがあるとか、自分を患者を守ることができる魔法の力（あるいは、他の自己防御の力）を持った治療者のように見せかけようとしていた。

セラピストの同僚である友人との間で電子メールをやり取りして、それは私が回復していくことにもっとも役立った。彼女は私が述べたことを振り返ってくれたので、私の理解が深まっていった。私は自分が宇宙にいるように感じていて、自然の法則が頼りにならないと彼女に書き送った。すると、次のような返事を受け取った。

「ああゲイル、それは実存的な恐怖ですね。最悪です。あなたを守ってきた否認をアニーの自殺が表に曝け出してしまったようです。そういった否認は誰にもあります。それがあるからこそ私たちは生きていられるのです。そのおかげで、個人的には死は自分にとってはるかに遠い存在となり、この恐怖から自分を守る力を手にしているのです。子どもが死ぬなどということがあってはなりません。それも自分の手で死ぬなどということは。だからこそ子どもの自殺などは起きないというか、少なくとも自分の知っている子どもが自殺などするはずがないと私たちは考えてしまうのです。あなたがほんの短い期間知っていた子どもに死など起きてはならないと考えるのは、まさにそれが否認です。もしも私たちが自分の仕事に責任を持って、そして巧みに責任を果たして、不必要な危険などを冒さなければ、専門家として関わっている人の身に何か恐ろしいことなどけっして起きるはずがないと思いたいのです。朝になれば目を覚まして、深呼吸をすることができるはずだという訳ですね」(Hill, 2001)

最後には、私は泣くことができるようになり、そしてしばしば涙を流した。夫が生きていて私を慰めてくれたときには、私はよく泣いたことを思い出して、それは私の回復のサインだと考えた。適切な慰めを受けられるようになって、少なくとも私は自分の人生をほぼコントロールできるようになった。私はある種の受容の段階に到達した。

米国自殺予防学会(American Association of Suicidology)のウェブサイトに患者の自殺を経験したセラピストの反応についての情報があることを私は初めて知り、その情報も大いに役立った。今でもその情報が入手できる。臨床家サバイバー対策委員会(Clinician Survivor Task Force)がその情報を提供しており、www.iusb.edu/jmcintos/therapists_mainpg.htm で閲覧できる。

女性であることが患者にとって、セラピストにとってどのような意味があったのか?

アニーの自殺に対する私の反応が女性であることとどのように関連していたかを明らかにす

るよりは、彼女の自殺が女性であったこととどのように関連していたかを明らかにするほうが容易である。アニーは、性別にとくに関連した社会規範に従うことができない女性を尊重しないという社会の犠牲者であり、生き延びることができなかった。学校では喧嘩をし、授業を抜け出し、違法な薬物やアルコールに手を出し、若くしてセックスにのめりこんだ。彼女の家庭では代々男が女を虐げてきた。アニーは問題行動に対する高価な代償を支払わなければならず、年長の男性がアニーを弄ぶ時には、女性を侮蔑するような「淫売」とか「売女」呼ばわりした。彼女の人生が素晴らしいものではなかったので、人生が素晴らしいとは信じられなかった。

姉によると、アニーは次第に心理療法に絶望していった。私の後にも、彼女は何人かの他のセラピストの治療を受けたが、けっして長続きしなかったことを、私は知った。アニーが必死になって承認を求めようとしているときに、だれもが自分のことを理解してはくれないと感じていたのだと、姉は言った。もうひとつの深刻な打撃は、両親の間の諍いであり、結局、父親をアルコール依存症で、母親をうつ病で、心理的には失ってしまった。これは家庭の中の安全感を破壊してしまった。そして、男女関係における信頼感も打ち崩すことになったのである。

アニーとは異なり、私は心理的な絆の強い、高い教育のある家庭に育った。自分の感情を妥当な安心感とともに認めて、それを受け入れ、心理的な苦痛から何かを学び、解決へと達するように育てられたことを私は感謝している。感情を受け入れていくことを高く評価してくれるパートナーがいることにも感謝している。パートナーは私が感情を受け入れていくことに伴う居心地の悪さを耐えることができるし、私をどのようにして慰め、支えられるかということも知っている。自分自身もセラピストで、私がこの苦しい経験を探ろうとしている時にいつも一緒にいてくれる女性の友人がいることにも感謝している。彼女は、時に私の言葉を共感を持って聞いてくれて、またある時には温かく支持的に私の背中を押して次の質問へと導いてくれる。私が必要なときには何度も症例を振り返る手助けをしてくれた女性のスーパーバイザーがいることにも感謝している。彼女たちは私が通夜や告別式に参列する必要があることを理解してくれた。私は後に、遺族と接触することは望ましいという意見を文献の中に見つけた。「遺族がセラピストと接触しようとしている時に、セラピストが遺族を避けようとするのは最大の過ちのひとつである」というのである（Ruben, 1990）。私が守るべき境界を越えてしまった時には、スーパーバイザーは優しく注意してくれた。男女ともに、同僚たちは、私が必要なときには喜んで話し相手になってくれた。

おそらくもうひとりの女性として私がアニーをもっとも身近に感じたのは、私が「間違った」場所にいて、自宅に帰ろうとしなかったために、強姦にあった翌日、過量服薬で入院となった苦痛に満ちた経験を思い出した時だったろう。私が女性であって、自分自身にそこそこに満足できないでいたために、あえて自分を危険に曝すようなことをしたのは明らかであった。見知らぬ他人の自動車に乗りこむといった判断の誤りについて自分自身を許すことは難しかった。しかし、私は強姦されたいなどとは思っていなかった。この経験の結果、一年間の集中的な心理療法を受けることになり、また、職業選択にも大きな影響があった。しばしば暴力を推奨し、無実の者を罰する社会システムの中で、被害者が力の乱用に対して自ら責任を負うことを止めるように助け、自分自身の力を再確認する必要のある他者を援助する方法を学ぶことを私は選んだ。

患者の自殺を経験したセラピストに関する文献

アニーの自殺とそれが私に及ぼした影響について論文をまとめようとするまでは、私が集めた患者の自殺に関連する文献をあえて読まなかった。それらの論文を読むと、私がたどってきたプロセスがいかに典型的なものであるかわかって安心できた。「患者の自殺を経験したセラピストはメランコリー様の症状を呈するかもしれない。あるいは、反応形成や取り消しといった贖罪反応を呈するセラピストもいる。（中略）否認、投影、歪曲といった回避反応を呈する者もいる」とマルツバーガー（Maltsberger, 1992）は述べている。「治療中の患者の自殺は、セラピストが出会い、耐えなければならない、もっとも困難な悲嘆の危機である」とジョーンズ

（Jones, 1987）は主張している。このような経験はセラピストの世界ではけっして稀ではない。ケムトブら（Chemtob et al.）の一九八八年の研究によると、調査に応じた三六五人の臨床家のうちで、八一名（二二％）が「患者の自殺を経験していた」。

他の臨床家の経験についての文献を読んで、患者の自殺が起きた後に彼らの多くが直面した法的問題（法的責任の問題や医療過誤の訴え）に私が対処しなくて済んだことは実に幸運であったと気づいた。「患者の自殺に対するセラピストの役割という問題が、セラピストの悲嘆と喪を脇に追いやってしまう可能性がある」（Carter, 1971）。たしかに、法的問題が持ち上がるかもしれないという恐れのために率直な悲嘆の過程が妨げられてしまったかもしれない。この経験は私もしたが、自分自身の洞察や経験しながらも仕事を続けていく能力があったために影響は小さく留めることができた。

全米自殺予防学会のウェブサイトに匿名のセラピストからという寄稿をしたことが私の立ち直りをさらに進めた。それは「遅かれ早かれ、よいセラピストが失敗感を避ける方法はまったくない」というものであった。米国心理学会のモニター誌二〇〇一年一一月号の、患者の自殺を経験したセラピストに関する記事には「セラピストは一般に、患者の自殺に対する反応として、悲哀感、抑うつ感、絶望感、自責感、怒りを覚える」とある。それは米国自殺予防学会が九一名のセラピストを対象に実施した未発表の論文を引用したものである。

気分がふさいでも当然だと知ると、気分がふさぐのがよほど楽になる。すなわち、気分がふさぐ許可を得たのだ。セラピストが個人的に患者の死を哀しむ時に、セラピストも他のすべての人間と同様であり、同じような典型的な反応を呈するのだと、文献がはっきりと指摘している。この喪失感が実存的な恐怖感を呼び起こし、保護的な否認が一時的に優勢になると、古い悲嘆に再び襲われることになりがちである。マルツバーガー(1992)は次のように述べている。「患者を突然喪ったことによって、過去において適切に解決されていなかった抑うつ反応がセラピストによみがえることがある。（中略）喪失感に襲われているすべての人が適応的に変化していくには、突然の喪失体験に対して自動的に呼び起こされた防衛機制を徐々に放棄していく必要がある。急性期には、それらの防衛機制は圧倒するような嵐のような感情を和らげるのに必要とされている」。

セラピストから聞いた話や研究が繰り返し指摘しているのは、セラピストとしての責任について正確に検討できるようになる前に、個人としての悲嘆に向き合う必要があるという点である。「したがって、患者の死を知った初期の段階では、結論を下したり、患者の死についてセラピストの役割とか責任について他者に語る前に、自殺に関連したすべての情報を収集することが非常に重要である」(Ruben, 1990)。経験豊富で、セラピストと真にその悲劇を進んで共有しようという同僚やスーパーバイザーと話し合うことによって、セラピストは自らの失敗感（実際にはこれはかならずしも失敗ではないのだが）と向き合う勇気を持つことができるようになる。

自殺後に遺族の元へ出かけていくことが推奨されていたり、葬儀に参列することが役に立つことを知って私は嬉しかった（De Angelis, 2001）。私は患者の自殺について暗中模索し、温かいサポートを得て、この悲劇を徐々に受け入れられるようになっていった。精神科医のベアトリックス・フォスター（Beatrix Foster）は一九八七年の論文で、二人の患者が自殺した後の経験について次のように書いている。「私はいわば眠りに落ちた。それは数カ月も続いた。（中略）そして、私は立ち直ったのだが、事態はけっして以前とすっかり同じではなかった」。彼女は「（自殺によって）患者が得た自由という永遠の問題と、（患者の自殺という自由によって）セラピストの能力が限定されたこと」について触れた。患者が自殺願望と必死になって闘っているのを目にするセラピストの苦悩についても述べている。「今では、私にもそれがどのようなものか感じられるが、患者とともに診察室で座っていて、患者が生と死のどちらを選ぼうかと必死で取り組んでいる姿を目にするのは、私には非常に辛かった。生を選択することは危険と苦痛を伴うのだが、ほんの少しばかりであっても希望を持って生を選択し、少しだけでも前を見つめること以上の勝利はないと私は承知している」。

今年の秋に雪が降ると、私はアニーの墓が雪で覆われている光景を想像し、再び悲しみに襲われた。遺族のことを思うと、彼らの哀しみに身が震えた。私はセラピストとしてもはや天真爛漫ではいられなかった。アニーはとっくに少女としての天真爛漫さは失っていて、そのために自らの手で命を絶ったのだ。

解決と希望への変化

解決と変化こそ私が手に入れたいと考えていることである。しかし、私はまだそれに到達していない。この章を書いているのはまさにそうしたいからである。今では患者に対してしばしば距離を置こうとしているのを感じて、心配している。まるで私がそれほど患者に関心を払っていないかのようである。アニーのためにも、以前よりも患者に多くの関心を払いたいと考えている。それは私にできる（亡きアニーに対する）最大の追悼となるだろう。しかし、患者に対して関心を払うことと結果をコントロールする力に欠けていることの間に私はバランスを取る必要がある。すなわち、あらかじめ自己防衛の備えをするのではなく、結果に対して賢明な距離を置く必要がある。セラピストは希望を醸し出すのだが、自殺は人生から希望を奪う。見捨てられながらももう一度希望を抱きたいと思うのだが、私はまだそうできてはいない。まだ恐れが強いのだ。アニーの絶望感はさまざまなことを伝えてきて、私の耳の中で、そして心の底で今も響いている。ようやくアニーとの絆を築くことができ、それを失いたくないと考えているのだが、彼女が自殺を選択したことについては完全に距離を置いておきたい。私は患者に全面的に関わりたいのだが、それでも私が治療する新たなアニーのような患者を完全に守ることはできないということも知っている。

アニーの自殺が起きて、私は最初は否認を呈したり、その事実に対して距離を置こうとしたりしたのだが、私の反応は部分的には自分自身のうつ病や喪失体験と関連していることや、ある程度は性別と関連していることを徐々に受け入れていった。人生の重要な時期に女性として承認されていないと感じていたアニーに私は共感を抱くことができた。また、アニーにはなかった多くの特権を私は持っていることにも気づいた。

私が手に入れることができたサポートをアニーは得られなかったことが悲しい。彼女は愛されていたのだが、それは生き続けていくには十分でなかったという悲劇を私は辛く思う。アニーの自殺を防げなかったという事実は、私の実存的恐怖感を呼び覚ました。他のすべての人間が哀しむように、私はアニーを喪ったことを嘆いた。患者と完全に関わりを持ち、意義ある方法で希望を差し出したいので、私は心理療法で患者を自殺で喪うのではないかといった恐怖感を抱いたりしたくない。

プレイセラピーで、私は奇術の棒を振りながら、次のような言葉をつぶやくことがよくある。「愛は憎しみより強い。善は悪よりもさらに力強い」。気分のよい日にはこのような言葉を私は信じることができる。そして、自分自身に対してこう付け加える。「希望は自殺よりもさらに大きな力を持っている」と。

文　献

Carter, R.E. (1971). Some effects of client suicide on the therapist. Psychotherapy: Theory, Research, and Practice, 8, 287-289.

Chemtob, C.M., Hamada, R.S., Bauer, G., Torigoe, R.Y., & Kinney, B. (1988). Patients' suicides: Frequency and impact on psychiatrists. American Journal of Psychiatry, 145, 224-228.

DeAngelis, T. (2001, November). Surviving a patient's suicide. APA Monitor, . 70-72, 75.

Foster, B. (1987). Suicide and the impact on the therapist. In J.L. Sacksteder, D.P. Schwartz & Y. Akabane (Eds.), Attachment and the therapeutic process: Essays in honor of Otto Allen Will, Jr., M.D., 197-204. Madison, CT: International Universities Press.

Hill, M. (2001, June 6). Unpublished e-mail, personal communication.

Jones, F.A. Jr. (1987). Therapists as survivors of client suicide. In EJ. Dunne, J.L. McIntosh & K.L. Dunne-Maxim (Eds.), Suicide and its aftermath: Understanding and counseling the survivors, 126-141.New York: W.W. Norton.

Maltsberger, J.T. (1992). The implications of patient suicide for the surviving psychotherapist.

In D. Jacobs (Ed.), Suicide and clinical practice, 169-182. Washington, DC: American Psychiatric Press, Clinical Practice No. 21.

Meade, J.F. (2001). American Association of Suicidology Clinician Survivor Task Force. <www.iusb.edu/˜jmcintos/therapists_mainpg.htm>.

Ruben, H.L. (1990). Surviving a suicide in your practice. In S.J. Blumenthal & D.J. Kupfer (Eds.), Suicide over the life cycle: Risk factors, assesstnent, and treatment of suicidal patients, 619-636. Washington, DC: American Psychiatric Press.

第3章

私のことを忘れないで：患者の自殺未遂や自殺に関する研修中のセラピストの経験

ジェイソン・S・スピーグルマン(4)
ジェイムズ・L・ワース・ジュニア

要旨　本章の前半では、患者が自殺した後のスピーグルマンの、そして、患者が自殺未遂に及んだ後のワースの、個人として、および専門家としての反応を振り返った。後半では、自殺や自殺未遂に関して、研修や大学院生についての研究を取り上げて、スーパーバイザーの介入も検討した。本章の最後では、研修生、スーパーバイザー、臨床カリキュラムについて筆者らの提言をした。

キーワード　大学院生、研修、自殺、自殺未遂、スーパービジョン

（4）**ジェイソン・S・スピーグルマン**（***Jason S. Spiegelman***）は一九九五年にピッツバーグ大学で心理学の学士号を、一九九七年にペパーダイン大学で臨床心理学の修士号を取得し、そして現在はアクロン大学でカウンセリング心理学の博士課程に籍を置いている。米国自殺予防学会および米国心理学会第七分科会（緊急と危機に関する分科会）の理事を務めてきた。米国自殺予防学会臨床家サバイバー対策委員会のメンバーでもある。現職は、タウソン大学心理学部特任教授である。彼の個人的な体験は米国自殺予防学会臨床家サバイバーのウェブサイト〈www.suicidology.org〉の〈www.iusb.edu/~jmcintos/therapists_mainpg.htm〉で読むことができる。

ジェイムズ・L・ワース・ジュニア（***James L. Werth, Jr.***）は一九九五年にオーバーン大学でカウンセリング心理学の修士号を、一九九九年にネブラスカ・リンカーン大学で法学の修士号を取得した。二〇〇〇年八月よりアクロン大学心理学部助教授として勤務している。彼もまた米国自殺予防学会臨床家サバイバー対策委員会のメンバーである。

連絡先　James L. Werth, Jr.: Department of Psychology, The University of Akron, Akron, OH 44325-4301, USA（E-mail: jwerth@uakron.edu）

はじめに

本章では次の二点にとくに焦点を当てる。①患者の自殺の影響について議論する際に、大学院生もその対象とすべきである、②自殺未遂が臨床家に及ぼす点についても議論に含めるべきである。専門のセラピストにとって既遂自殺が及ぼす影響を過小評価すべきではないのだが、患者が既遂ではなく、自殺未遂に及んだ場合の研修生や専門のセラピストについても考慮すべきであるという点を私たちは強調したい。

私たちの臨床において、スピーグルマンは患者の自殺を、ワースは患者の深刻な自殺未遂を経験した（De Angelis, 2001 ; Spiegelman, 2001）。本章の前半では、症例、その時点における私たちの内的および外的プロセス、私たちが受けた研修とスーパービジョン、個人的な生活などを再検討することによって、この体験について提示する。

本章の後半では、大学院研修プログラムにおける自殺の危険についての訓練に関する研究、大学院生が経験した自殺未遂および既遂、研修中のセラピストがこのような経験をすることの個人として専門家としての影響について検討する。さらに、文献中に議論されているスーパーバイザーの介入についても取り上げ、法的・倫理的な問題についても焦点を当てる。最後に、研修生、スーパーバイザー、そして臨床プログラムに対する提言をまとめる。これらの提言は私たちの経験および文献で議論されている内容に基づいている。

症例1 自殺

本項の目的は、本章の筆者のひとりであるスピーグルマンが研修期間中に患者の自殺を経験したことを読者に理解していただくことである。この経験にはきわめて個人的な側面があるので、症例1ではその点にとくに配慮した。症例1および症例2の両方において、プライバシーを守るために、患者を同定できるような情報をあえて隠してある。

背景

私（スピーグルマン）は臨床実習の最後に近づいていた。そして、修士号課程の終了も視野に入っていた。同じ患者たちを数カ月にわたって診てきたし、同じクリニックで一四カ月間働いてきた。セッションを六週後には終えることも円滑に進むだろうと自信があった。週末に病棟を離れる時に、私が抱いた印象というのは、担当患者のほとんどが改善し、そして、改善しなかった患者もけっして悪化はしなかったというものだった。私が気づいていなかった現実の状況には考えが及ばなかった。

三十数歳の「ポール」という患者を約四カ月間担当してきた。長年にわたってポールはそのクリニックの患者であり、そこで多くのカウンセラーや精神科医の診察を受けてきた。そのクリニックが提供できるありとあらゆるプログラムを試みてきたが、好ましい結果はほとんど得られなかった。彼の多軸診断は、きわめて複雑で、精神病と不安関連症状の混合で、身体歴には残遺脳障害も含まれた。非常に難しい患者で、私が担当していた。

人生で長年にわたって一貫して彼を苦しめてきたのは、「家族の重荷になっている」「私など死んでしまったほうがましだ」という思いであった。セラピストや身内からどのように論理的に反論されても、彼のこの思いは変わらなかった。実際に、いかなる議論も不要だった。論理的な理由で非論理的な立場に議論を挑むことほど不毛な試みはないと私は考える。そして、私はポールとの間でしばしばこの罠に陥ってしまった。

私はポールの自殺の危険を常時モニターしていた。確固とした計画はなかったものの自殺念慮は常に認められたし、自殺未遂歴もあることから、おそらく自殺の意図はあったのだろう。そして、彼は自らの命を絶つ決意をしたのだ。彼は花を買い、亡き母親の墓を訪れた。父親が不在の時に、彼は自宅に戻り、裏庭に入っていき、父親と一緒に建てた小屋の屋根に縄をかけて首を括った。ポールは父親に遺書を残さなかった。しかし、父親はそれから数週後、妻の墓前に息子が置いた花束を見つけたのだが、それは紙に書いたものよりもはるかに明確なメッセージであった。母親の死に対する苦悩と、個人的な困難が大きすぎて耐えることができなくなってしまったということを伝えようとする最後の試みとなった。ポールは家族の負担になっていることについてしばしば父親に許しを求めてきたのだが、花束は父親に対する最後の謝罪も意味していた。

個人としての反応

私は週末の休暇を終え、出勤してはじめてポールの自殺を知らされた。私はクリニックに入っていき、手紙を集め、その日の患者の診療録を取り出していた。そこへ、受付係が私の担当患者が自殺したと伝えに来て、臨床部長（その人は私のスーパーバイザーではなかった）の部屋にすぐに行くようにと言われた。その時からまだ五年しか経っていないのだが、それからの時間は私にはもはやはっきりとしていない。しかし、きわだっていた反応として、私がまず思いついたのは「これは何かのジョークに違いない」というものであった。こういった報せをそもそも受付係が伝えてくるはずがないだろう。「私のスーパーバイザーはどこにいる？」「どうして自宅に連絡がなかったのだ」。そして、もちろん「なぜ彼らは私に会いたいのだ？　私に責任があると考えているのか？」とも思った。

部長の部屋に向かうため二階へと歩いていった時間は生涯でもっとも長かった。コンクリートの階段を昇っていく自分の足音が煉瓦作りの廊下に反響したのを今でもはっきりと覚えている。私は急にトイレに行きたくなった。体の中で嘔吐の衝動が高まってきているのに気づいたのだ。自分が受けた報せの意味を考えると、嵐のようなさまざまな考えが頭の中に浮かび上がってきた。カウンセラーとしての自分の能力に強い疑いを抱くとともに、自殺する決断を下し、彼の人生におけるすべての人々を傷つけてしまったポールにも怒りを覚えた。さらに私が向かい合わなければならない結果についてもひどく恐ろしく感じただけではなく、利己的な態度にも気づいてひどく自己嫌悪に襲われた。「自分の経歴についてどう考えるのか？」と自問自答した。「担当患者が自殺してしまった」。さまざまな感情が一挙に噴出し、ここにすべてを書き留めることなどできないのだが、心の中で際立っていたのは、ひどく孤独だという気持ちだった。これからの数分間、自分自身の力だけで向き合わなければならないことを十分に認識し、私は心理学というまさに大人の世界にあって、無防備な子どものようだった。

スーパーバイザーと同僚の反応

私の孤独感は誰のせいでもなかった。私の直接のスーパーバイザーも副スーパーバイザー（ポールの主治医）も身内が重病であったため職場を離れていた。両者ともに自殺について知らされていなかったので、私を擁護することはその時も、そして、その後もできなかった。私が向き合わなければならなかったのは、臨床管理部の人々の反応であった。部長も副部長も患者の自殺に対して一体どのような反応が生じるかと心配し、ポールを担当していたのが研修生だったことで彼らの不安はさらに増していた。スーパーバイザーと患者の精神科医と毎週検討の場を設けていたにもかかわらず、クリニックが患者の死に対して責任を問われるのではないかという恐れがあった。たとえそのような恐れがあったとしても、患者を自殺で喪った研修生に対して「魔女狩り」や「その場をしのぐための取り繕い」をすべきではないというブラウン（Brown, 1989）の主張はとくに重要である。

その後の時間で彼らが私に発した質問にはひどく厳しい点があった。患者のすべての側面について精査され、私の仕事に見つけられたいかなる過ちにも私は責任を取らなければならないというあからさまな脅しをしっかりと感じ取った。診療録を再検討したり、弔意を伝えるためにポールの父親に会ったりすることを禁じられ（これは後に撤回された）、患者の慢性的な自殺の危険について記憶を呼び起こし、評価し、相談するように考えつくありとあらゆる点について質問された。

この時の経験でもっとも難しかったのは、質問にただちに答えなければならなかったことである。副部長が質問したので、それに答える前にスーパーバイザーと話し合う時間をもらえないだろうかと私が尋ねたところ、副部長の反応は次のようなものだった。「私たちは彼が帰ってくるのを待ってはいられません。あなたはこの質問に今すぐに答えなければならないのです」。このような性急な態度に対して私が唯一できると思ったのは、単にその指示に従うことであった。

スーパーバイザーが街に戻ってきた頃には、研修中のセラピストとしての私の自信はずたずたに傷ついていた。私が才能あふれる優秀な若き臨床家であり、輝かしい将来が待っていて、ポールに関してはすべて適切な対応をしていたと、スーパーバイザーは言ってくれた。スーパーバイザーのコメントには多くのサポートを感じられたが、わずかばかりのはかない慰めにしかならなかった。

私の学部からの反応は、侮蔑的な響きはきわめて少なかったが、支えにはならなかった点は変わらなかった。私は次から次へと教授連に会わされたが、誰ひとりとして私が患者の自殺という件を受け入れていくのに必要な時間を進んで共に過ごそうとしてくれる人はいなかった。毎週開かれる臨床検討会の場で患者の自殺が取り上げられたのだが、私にはほんの短い時間しか与えられず、すぐに次の学生の別の話題へと移っていった。恥辱、憤怒、恐怖、自責といった私の個人的な感情について話す時間はまったくなかった。この件はすべてが臨床的効率によって処理されたが、心理学プログラムとしてはひどく不適切に思われた。クリニックの教授連からはサポートを得られなかったのだが、大学ではそのようなことから救われると期待していただけに、その場を去る時に、私は欲求不満と失望感を抱いていたのを今でもはっきりと思い出す。

私にとって救いとなったのは、同じ課程の他の学生たちが示してくれた友情と支持だった。昼食時やコーヒーを飲みながら会話をしたり、電話がかかってきたり、あるいは時折送られてきた葉書などが、私がまさに望んでいたサポートになった。自分がけっして孤独ではなく、同級生たちも私の経験を共有してくれていることを実感した。

専門家としての成長に及ぼす影響

修士号取得のための訓練中に患者の自殺が生じたのだが、その後、私は博士号の課程に入るまではこの感情に真剣に向き合っていなかった。私があるタイプの患者、初回面接の際に中等度の抑うつを呈しているような患者を避けているといった点について、あるスーパーバイザーが気づいて指摘してくれるまでは、私は自分自身の恐怖感に直面していなかった。自傷行為に及ぶ可能性の高い患者と臨床的な関係を結ぶことから逃げているという点をようやく認識したのである。

この種の患者を避けようとする自らの恐怖感を認識したので、私が「回復」するのにもっとも効果的な行動を取ることを決意した。私自身のためにカウンセラーを探し、それまでに他者と共有できるとは感じられなかった感情の負担を和らげようとしたのである。私は臨床ノートに自分の感情を記録したが、それは自分自身だけが読むためのものであって、他者の目に触れさせるつもりはなかった。私はたまたま臨床自殺学に関心がある教授の大学院生助手となり、教授の勧めで、自分の経験について論文をまとめ始め、全国的な学会で発表もした（Spiegelman, 2001 : Spiegelman et al., 2000）。学会発表や論文を通じて、同様の件、同様の質問、同様の疑念などと必死になって取り組んでいる他の多くの人々がいることを知った。結局、この経験を通じて、私の経歴が発展していき、他の若きセラピストがこのような悲惨な経験をすることを望むというわけではないが、大学院の学生が担当した患者が自殺するかもしれないという現実を直視し、研修期間中に患者の自殺に遭遇するという問題に向き合うのを避けるのではなく、われわれはこの問題を取り上げる必要があると考えるようになった。

症例2　自殺未遂

本項では、本章の筆者のひとりであるワースが大学のカウンセラーセンターで研修をしていた時に経験した、ある女性患者の自殺未遂について述べる。症例1のように、この件に関して私（ワース）の個人的側面と影響について主として取り上げる。

背　景

私は大学院課程の初期にあり、準専門家のピアカウンセラーとして研修を受け、学部生の頃には自殺予防のボランティアもしていたので、比較的自信を持った臨床研修生であった。患者との関係も良好で、自分にもそしてスーパーバイザーにも信頼感を抱いていた。したがって、自分が担当となった新患の「オードリー」に対しても助力できると信じていた。彼女は自尊心の低さと摂食に関連した問題を抱えていた。

計六回の面接で良好な治療同盟を築くことができ、患者と私は進展をみたと思われた。当時の研修先のスーパーバイザーは摂食障害が専門であり、患者が大食症を克服するために私が助力できるようなスーパービジョンを受けることができた。オードリーが面接と面接の間に大食と嘔吐をしないと決意するまでに治療は進んでいた。対処機制についてもわずかながら効果をもたらすことができて、彼女はその前の週には、いつもならば大食・嘔吐のきっかけとなるような出来事を経験したのだが何とかそれに対処できた。その日、面接を終えて彼女が診察室から出ていくと、今回の面接についてスーパーバイザーに話し、患者が目標に達したことについてどんな反応があるのかと考えると、私は自信と興奮を覚えたのを思い出す。

しかし、翌週、オードリーは面接に姿を現さなかったばかりか、電話もかけてこなかった。これまでに予約の時間に遅れたことはなく、これはいつもの彼女の態度ではなかった。こういった事態で取ることに決められた手順に沿って、スーパーバイザーに報告した。スーパーバイザーからはとくに心配することもなさそうだとの答えが返ってきた。その翌週、オードリーは私が時間を空けておいたいつもの予約時間にやってきた。しかし、待合室での様子は前の二週間とまったく同じようには見えなかった。診察室のドアを閉めると、彼女は前週、電話もかけずに受診しなかったことについて謝罪した。そして、ボーイフレンドと別れたことがきっかけで自殺を図り、入院していたのだと彼女は語った。

個人としての反応

私はその時のことを今もありありと思い出す。診察室がどのようであったか、椅子がどの位置にあり、私が何を着ていて、オードリーがどんな服装だったかはっきりと思い出すことができる。その時の感情も覚えていて、今でも震えがくる。ショックと恐怖感に圧倒され、驚きのあまり口がきけなかった。私が非言語的なコミュニケーションをうまくコントロールできなかったのは確かであり、患者はすぐに自殺未遂は私の責任ではないと言った。今となっては、録音を何回か聞き直したものの、その後の面接について細かい点は記憶していない。しかし、さまざまな考えや疑問が頭に浮かび、そのほとんどは非合理的で、自責の念に満ちたものだった。たとえば、次のような考えが次々に沸いてきた。「私は何を見落としたのだろうか？」「どうすれば防ぐことができたのだろうか？」「何を間違えたのだろうか？」「もしも患者が亡くなっていたらどうなっただろうか？」「私は今何をしているのだ？」「私は無能だ」「もう少しでこの患者を死なせてしまうところだった」「傷つけてしまうかもしれないので，この患者も他の患者も私が担当しないほうがよい」「スーパーバイザーは何と言うだろうか？」「同級生たちは何と言うだろうか？」「退学処分になるだろうか？」「カウンセリングセンターの所長は私の研修を中止させるだろうか？」「患者の家族に訴訟を起こされるだろうか？」

患者の言葉をそのまま戻す，必要最小限の鼓舞をするといった，基本的なカウンセリング技法に頼りながら，私は何とかその面接を終えると，すぐにセンターのスーパーバイザーに助言を求めた。そのスーパーバイザーは面接中であったので，センターの所長が応じてくれた。私は席に着き，あれこれと話し始めた。所長，センターや学部のスーパーバイザー，同級生，カウンセリングセンターの研修生などのサポートがなければ，私は仕事を辞めていたかもしれない。私はすっかり参っていたのである。

スーパーバイザーと同僚の反応

所長が何をして，何を言ったのか私ははっきり記憶していないが，彼は私をなだめてくれた。所長は以前にも私のスーパービジョンをしてくれたことがあり，私がそれまでよい仕事をしてきたし、もしも私が問題のある治療や反治療的な行動を取っていたならば、そもそもスーパーバイザーから指摘されていたはずだと言ってくれた。さらに、セラピストは患者の日々の決断にまで責任を取ることはできないとも話してくれた。最後に、今日は残りの仕事をキャンセルして、翌週に予定を組み直すようにと助言してくれた。そして、職を失うことなどないと保証もしてくれたのである。

それから、センターのスーパーバイザーと私は一時間以上にわたって、何が起きて、私がどう感じたかについて意見を交換し、質問し、自己疑念についても話し合った。この患者について慎重に私を指導してきたし、面接の録音を聞いたし、症例の理解や介入についても議論してきたが、スーパーバイザーが摂食障害の専門家であるという事実は大いに助けにはなったのだが、私は他にも疑問を感じていた。そして、スーパーバイザーは所長と同じことを言った。セラピストは患者の生死までコントロールできないのだから、患者の決断に対して責任を負うことはできないというのだ。

その日の午後、三人の仲間とともに、毎週開かれるグループ・スーパービジョンを受けるために学部のスーパーバイザーの元へと出かけた（たまたまオードリーを診察した日にスーパービジョンが予定されていた）。私はその日に何が起きたのか学部のスーパーバイザーに話したところ、二時間のセッションすべてで私が話し、仲間やスーパーバイザーからサポートが得られるようにしてくれた。他の学生たちも同じカウンセリングセンターで研修を受けていたのだが、彼らは皆私を支えてくれた。患者の自殺未遂について誰も私を非難するようなことをおくびにも出さなかったので、私はとても幸運に感じた。

専門家としての成長に及ぼす影響

オードリーの自殺未遂に対して私が責任を感じないようにと他の学生たちが全力を尽くしてくれた。ところが、奇妙に思われるかもしれないが、私は自分自身に「責任」があったという理由を必死に見つけ出そうとしていたように思われる。私がしたこと、あるいはしなかったことが自殺未遂を引き起こしたのならば、それとは別のことをすることによって、他の患者が再び同じような行為に及ぶのを予防できるかもしれないと、私はどこかで考えていた。すなわち、もしも私の影響力の及ぶ範囲であったのならば、他の患者の自殺未遂や自殺を防ぐことができるはずではないかと考えていた。

他の対処法として、患者の自殺未遂は私だけに起きていたかという点を検討する（そして、そう信じていた）ことであった。研修生が患者の自殺や自殺未遂を経験することは実際にけっして稀ではない。研修生や専門家が患者の自殺を経験する率やその影響について私はできるかぎり探ろうとした。私は論文をまとめ、大学院で発表した。インターンの間にもこのような活動を続けた。すると、同僚のインターンから「患者の自殺未遂から何年も経っているのに、それが君に及ぼした影響が実に深刻なことが、君の話やその声の調子からよくわかる」と言われた。大学院を卒業し、最初は大学のカウンセリングセンターで、そして今では学部の研修クリニックで研修生を指導する立場になったが、私は研修生たちと自殺について話し、患者の自殺や自殺未遂の可能性について議論し、たとえ自殺や自殺未遂が起きたとしても、彼らを支持し、私自身の経験を彼らと共有することにしている。

この経験を通して、カウンセラーとしての私自身の役割や責任、そして、患者自身の役割や責任について、私の考えが形成されてきた。おそらく私の人生観はこの経験に深く関連している。私は自分の人生を支配したいという強い欲求があるのだが、他者の人生を支配する力はほとんどないことも強く自覚している。多くの出来事が、私が個人として、専門家として、どのような人物であるかを形成してきた。しかし、あの日のオードリーの一件ほど私の人生に深刻な影響を及ぼした出来事はほとんどない。

研修生と患者の自殺や自殺未遂に関する文献の総説

自殺の危険についての教育

精神医学（Chemtob et al, 1988a）、心理学（Chemtob et al., 1988b）、社会学や看護学（Brown, 1989）といった専門の精神保健の全領域において、患者の自殺未遂や自殺はまさに現実に起こり得る現象であることが一貫して報告されていて、それはまた個人としても、専門家としても自己感情にきわめて深刻な影響を及ぼす出来事である（Brown, 1987, 1989 ; Chemtob et al., 1988a, 1988b ; Deutsch, 1984 ; Goldstein et al., 1984 ; Jobes et al., 1995 ; Kleespies, 1993 ; Kleespies et al., 1990, 1993 ; Kozlowska et al., 1997 ; Ruben, 1990 ; Shein, 1976 ; Valente, 1994）。しかし、患者の自殺の危険の問題や、臨床研修においてどのように取り上げるかという点については文献にはあまり多くの指摘がない。この点を考慮すると、この問題は臨床で適切な関心が払われていないということになる。

患者の自殺の危険にどのように対処するかという点に関しては、少なくともこの四半世紀の間、臨床研修生や専門家は自らの援助源に頼るしかなかったと私たちは考える（Shein, 1976）。患者の自傷の可能性が緊急に高まっていることに関する法的・倫理的責任について学生は助言されていて、「標準的治療」（standard of care）を実施する必要がある（Bonger, 2002）。しかし、急性の危機を終えた時点での反応についてはしばしば十分に取り上げられていない。ボンガーら（Bonger et al., 1989）や、ブラウン（1989）は、大学院での研修期間中に自殺の研究にこれまで以上に関心を払うべきだと指摘し、ブラウン（1989）は患者の自殺を経験した研修生に対処するための正規のプログラムを定めるべきだとも主張している。調査した臨床心理学カリキュラムのわずか三分の一強にしか自殺の問題について正規の教育訓練がなく、「研修が始まってしまえば、しばしばこの種のカリキュラムは他の課程の一部として教えられるだけであった」とボンガーら（1989）は報告した。

このような指摘があるにもかかわらず、こういった傾向を修正する課題に十分に取り組んでこなかったと、エリスら（Ellis et al., 1998）による最近の調査が指摘している。実際に臨床の場で明らかになるまでは、この問題を避ける傾向が今でも強いというのだ。たとえ教育訓練が実施されていても（たとえば、ワークショップ）、「心理学カリキュラムのわずかに半分で実施されているだけである」（p.493）ともエリスら（1998）は報告している。この重要な臨床研修領域を十分に実施できていないことが専門家としてのセラピストを養成するためには非常に多くの問題を抱えているにもかかわらず、大学院での心理学研修カリキュラムは自殺に関する研修を現状維持で満足していると思われる（Brown, 1987, 1989 ; Kleespies, 1993 ; Kleespies et al., 1990, 1993, Kolodny et al., 1979 ; Spiegelman, 2001 ; Spiegelman et al., 2000）。

学生が臨床、あるいは博士課程前インターンシップや博士後課程に集中しているときには、研修は学生にとってもっとも身近で情報を得られる場であると思われる（Ellis et al., 1998）。心理学博士課程後インターンシップセンター協会（Association of Psychology Postdoctoral and Internship Centers：以下APPICと略）は学生が「危機介入」に関する公式・非公式の研修を受けられる訓練センターについての情報をまとめている。米国心理学会の臨床的危機介入に関する第一二分科会では、危機介入についての正規の臨床教育が受けられる訓練施設を明らかにするような調査を実施している。

こういった試みは正しい方向に進んでいるのだが、研修中に生じることが予想される問題についてほとんどの学生は十分に準備ができていないという、さらに深刻な問題も明らかになっている。自殺の危険の高い患者に向き合うのに必要な技能がごくわずかな学生を研修やインターンシップに送りこむという現行のカリキュラムはあまりにも無責任であると私たちは考える。それはまるで深い水に人を投げこんで、泳ぎを教えようとするのと同じである。患者が自殺未遂に及ぶかもしれないとか、最悪の場合には自殺してしまうかもしれないという可能性について研修生に備えさせることをせずに、単に自殺の危険の評価についてごく基本的な評価法だけを教えても十分ではない。研修生は自殺とは何か他の臨床家に起きることであって、決して自分には起きたりはしないなどという気持ちになりがちであり、否認というごく薄いベールの後ろに隠れ、その後の専門家としてのキャリアで乗り越えなければならない障壁となる可能性がある。自殺は臨床の場で起きる可能性があり、それに関する誤解を解き、研修カリキュラムで意識的に取り上げていく必要がある。

患者の自殺や自殺未遂を経験する率

現時点で入手可能な研究は、患者の自殺行動が研修生に及ぼす影響の程度や深刻な影響の可能性について明らかにしている。心理学のインターンおよび研修生についての調査では、回答者の九人に一人が患者の自殺を、約四人に一人が患者の自殺未遂を経験していたとクリースピースら（Kleespies et al., 1993）は明らかにした。さらに、「患者の自殺に関して心理学の研修生は、すでに専門家となっている者に比べて、より強いというわけではないが、ほぼ同様に深刻な急性の反応を呈した」とクリースピース（1993, p.477）は述べている。自殺するとの脅し、自殺未遂、自殺を合計すると、研修生の四〇％が臨床研修期間中に自殺の危険の高い患者の治療にあたることになるとクリースピース（1993）は報告している。

クリースピースら（1993）は、研修生が患者の自殺行動を経験する可能性に関してさまざまな要因を検証した結果、研修生の年齢、性別、研修年数には統計学的な有意差は認められなかった。研修年数が長くなるほど、研修生は患者の自殺の危険に遭遇する可能性が高まり、経験年数が短い研修生はそれほど複雑な症例を担当させられないと直感的には考えがちだが、実際には研修年数の差は患者の自殺を経験することと関連は認められなかった。注目すべきであるのは、研修年数と患者の自殺の経験との間に相関が認められなかったことは、専門のセラピストに関しては確認できなかったという点である。ケムトブらは、専門の臨床心理士と精神科医では、「研修年数」と患者の自殺を経験する可能性の間に逆比例関係があることを明らかにした（Chemtob et al., 1988a, 1988b）。しかし、専門の臨床心理士では、「臨床経験年数」に同様の逆比例関係を見つけることはできなかった。要するに、潜在的に自殺の危険の高い患者に適切で効果的に対応できるかということに関しては、研修の質と量が重要なのであって、臨床家としての経験はより重要性が低いということである。精神保健の専門家に関するこのようなデータによれば、大学院や博士課程後教育において患者の自殺の危険について研修することがきわめて重要である。

患者の自殺未遂や自殺に対する研修生の反応には性差がなかったが、出来事インパクト尺度（Impact of Events Scale：以下ＩＥＳと略）の評点は男女ともに有意に上昇していたとクリースピースら（1993）は報告している。さらに、ＩＥＳの三つの下位尺度うちの一つで両群に差があった。患者の自殺を経験した研修生ではＩＥＳの回避の下位尺度の評点が高かった。回避の下位尺度とは、問題となっている出来事を過小評価したり、それを避けようとする態度を計る尺度である。この結果が示唆しているのは、研修生が将来自殺の危険の高い患者を担当することや、スーパービジョンでこの出来事を解決しようとすることや、繰り返し偏見に満ちて出来事を見ることを修正するのを避けようとするかもしれない点についてである。このような回避的な態度を修正しなければ、専門家としての技量を高めるのがひどく妨げられてしまう可能性がある。こういった結果を修正するのが遅くなればなるほど、このような臨床経験がもたらす否定的な影響を改善するのが難しくなってしまうだろう。

個人として、専門家として被る影響

精神保健の専門家を対象としたものに比べると、患者の自殺行動が研修生に及ぼす影響に関して調査した研究は少ない。すでに専門家として活動している者に及ぼすことが明らかになっている影響は、研修生にも同様の影響を及ぼす可能性があることを多くの研究者が指摘している（Brown, 1989 ; Kleespies, 1993 ; Kleespies et al., 1993 ; Lynch, 1987 ; Spiegelman et al., 2000）。さらに、研修生は、評価が低下するのではないかという懸念、停学、研修の中止、博士課程の中断といったさまざまな心配と向き合わなければならない。こういった心配は共通した批判の主題と結びつくことをジョウブズら（Jobes et al., 1995）は指摘し、「治療中の患者の自殺は、セラピストがどこかで症例の取り扱いを誤ったという明白な証拠としてみなされることが多く」

（pp.200-201）、予防のために最善の策を講じていたとしても、「スケープゴートとなるのは、病気を治療し、自殺を予防しようと努力していた臨床家である」（p.201）と述べている。

長期的な影響について、クリースピース（1993, p.480）は回答した二人の研修生の言葉を次のように引用している。「たしかに深刻な影響があったと思います。（中略）私はもうセラピストにはなりたくないと一年間考えていました。できれば、その一年間とくに入院病棟では働きたくなかったのです」「とても深刻な影響を受けました。この仕事を辞めるべきかどうかとも自問自答しました。この点について話すのが難しかったのです。私は非常に大きな責任を感じていました。喪失感もとても大きかったのです。（中略）私は今でも患者の自殺が恐ろしいです。もしもまた起きたら、それはどういう意味なのでしょうか？」このような知見は、患者が自殺未遂に及んだり、自殺したりした経験のある研修生の数を考えて検証すると、重要な意味を持つ。

研修生は自分が有能で、セラピストとしての役割を提供できると、スーパーバイザー、仲間、同僚から見られているということに個人的に大いに関心があるとリンチ（Lynch, 1987）は指摘し、「共感に満ち、心配し、拒否的でも他罰的でもないと患者やスーパーバイザーから見られたいということに研修医は高い意義を見出している」（p.100）と述べている。これは患者の自殺行動の問題のまさに核心をついている。とくに将来も自殺の危険の高い患者の治療をする可能性があるならば、引き続き心理療法を行っていくうえでの研修生の自己の能力についての認識がひどく障害されてしまう可能性がある。私たちもともに前述の点を指摘してきたように、患者の自殺が起きる可能性は、研修生の将来の職業選択、自己の能力、潜在的に自殺の危険の高い患者のカウンセリングにこれからも関わろうとする意欲などに悪影響を及ぼす。

患者の自殺が研修生に及ぼす個人的な影響についてはほとんど関心が払われてこなかった。入手可能な数少ない研究もやはり専門家としてのセラピストに焦点を当てている。ケムトブらは、専門のセラピストは患者の自殺に関して、親の死に対する反応と同等の深刻な個人的影響があったと指摘している（Chemtob et al., 1988a, 1988b）。この研究は同様の状況に置かれた研修生も同様の影響を受けると主張しているわけではないのだが、研修生の反応と専門家の反応が同等であるとする文献から考えると、この点でも同様の指摘ができるかもしれない（Kleespies et al., 1990, 1993）。

文献で議論された指導的介入

患者の自殺や自殺未遂がセラピストや研修生に及ぼす影響についてさまざまな議論があるが、その多くがスーパーバイザー、同僚、他のスタッフがどのようにして研修生を助力できるかという点を議論している（Jones, 1987；Kleespies, 1993；Valente, 1994）。本項では、もっとも多く紹介され、研究で効果が最大であったと示された介入法について簡潔に焦点を当てる。研修生を対象とした論文が比較的少ないので、専門のセラピストを対象とした文献からも引用する。患者の自殺や自殺未遂を経験していくことを通じて発達論的過程について指摘する研究者がいることを私たちは注目し、異なる介入が異なる段階により一層有効かという点についても検討する（Brown, 1989；Carter, 1971；Goldstein et al., 1984；Kleespies, 1993；Kolodny et al., 1979；Marshall, 1980；Menninger, 1991；Tanney, 1995）。最後に、私たちがここで焦点を当てようとするのは、外来で個人心理療法を受けていた患者の自殺未遂や自殺であることについて述べておかなければならない。患者がグループ療法に加わっていた人の場合は、グループの他のメンバーに対する責任や、入院患者であった場合には、他の入院患者に対する責任といった具合に、考慮すべき点があまりにも多くなり、ここで議論するには複雑すぎるからである。

セラピストは、中立的な情報源から、自殺（これは自殺未遂についても同様であると私たちは考える）に関して情報を集める必要があることを指摘する者がいる（Carter, 1971；Marshall, 1980；Ruben, 1990）。しかし、他者と症例について議論することに関してはいくつかの注意すべき点がある（次項参照）。

研修生は、家族や友人といった強い絆のある人々から非公式的なサポートを受けるとともに、スーパーバイザーや先輩から公式の援助を受ける必要があることを多くの文献が強調している（Brown, 1989；Carter, 1971；Kleespies, 1993；Kleespies et al., 1998）。一方、危機管理の観点から、患者が死亡したという状況に置かれた者はただちに弁護士に相談すべきであるとボンガー（2002）は提唱している。こうすることで関与している者すべての注意を喚起することができるだろうというのだ。直後の段階では、患者の自殺未遂や自殺を経験したのは研修生だけではないことを研修生自身が知ることは大いに役立つかもしれない。さらに、研修生が自殺（あるいは自殺未遂）に向き合ううえで、スーパーバイザーは引き続き研修生の支えになって、この経験が他の患者の治療にどのような影響を及ぼすか研修医が判断するのを助ける必要がある。

おそらくもっとも頻繁にただちに実施されている介入は、個人的にその件について話し合い、可能ならばグループによるサポートを差し伸べることである（Alexander et al., 2000 ; Brown, 1989 ; Feldman, 1987 ; Goldstein et al., 1984 ; Holder, 1978 ; Jones, 1987 ; Kaye et al., 1991 ; Kleespies, 1993 ; Kleespies et al., 1990, 1993, 1998 ; Kolodny et al., 1979 ; Marshall, 1980 ; Menninger, 1991 ; Ruben, 1990 ; Valente, 1994）。たとえ非公式な形式にしても、一年間はコンサルタントと相談できるようにすべきであるとタニー（Tanney, 1995）は示唆している（Brown ; Marshall も参照のこと）。また、個人心理療法を希望する研修生もいるだろう（Brown et al., 1998 ; Keespies et al., 1993 ; Ruben, 1990）。

コロドニーら（Kolodny et al., 1979）は研修生だった同じ春に患者の自殺を経験したが、個人として、そして、互いにサポートしあうグループとして、いかにしてその経験を受け止めていったかについて報告した（Feldman, 1987 も参照のこと）。サポートグループが患者の自殺を経験したセラピストばかりでなく他のスタッフにとってもいかに有効であるかをもっとも十分に検討したのがジョーンズ（1987）である。非難ではなく、あくまでも死から学ぶという点に焦点を当てるのであれば、症例検討や「心理学的剖検」（psychological autopsy）といったより公式的な会合も役立つ可能性がある（Alexander et al., 2000 ; Brown, 1989 ; Ellis et al., 1998 ; Kaye et al., 1991 ; Kleespies, 1993 ; Kleespies et al., 1990, 1993, 1998 ; Marshall, 1980 ; Tanney, 1995 ; Valente, 1994）。

他の形の介入としては、患者が死亡した際に、通夜、告別式、その他の儀式に参列することである。さらに、自殺（自殺未遂）した人と強い絆のあった人々の会合に、他のセラピストとともに参加することも含まれる（Alexander et al., 2000 ; Bongar, 2002 ; Brown, 1989 ; Holden, 1978 ; Jones, 1987 ; Kaye et al., 1991 ; Kleespies, 1993 ; Kleespies et al., 1990, 1993, 1998 ; Menninger, 1991 ; Tanney, 1995 ; Valente, 1994）。ただし、このような会合は十分に注意深く開催の準備をしなければならない（以下、参照）。

研修生が悲嘆や自責感を経験する可能性が高い点について強調する者も多い（Carter, 1971 ; Feldman, 1987 ; Goldstein et al., 1984 ; Kolodny et al., 1979 ; Marshal, 1980 ; Ruben, 1990 ; Valente,

1994）。研修生と患者の関係を考えれば，悲嘆は自然の反応であると研究は指摘しているのだが，自責感は悲嘆の克服を困難にしてしまう。したがって，実際に経験する前に，大学院生に対して自殺，患者の自殺や自殺未遂を経験する可能性，その際の典型的な反応などについて教育しておくことがおそらく最善の介入となる（Kleespies, 1993；Kleespies et al., 1990, 1993, 1998；Menninger, 1991；Brown, 1989；Jones, 1987；Marshall, 1980）。こういった教育によって過剰な自責感を抱くことを予防し，研修生が同級生やスーパーバイザーからサポートを求めやすくすることができるだろう。

最後に，治療施設では，患者の自殺未遂や自殺が生じた時に何をすべきかといった点に関してガイドラインを整備しておく必要があるといくつかの文献が強調している（Ellis et al., 1998；Kaye et al., 1991；Kleespies et al., 1998；Marshall, 1980；Menninger, 1991；自殺未遂や自殺が生じる前に自殺の危険の高い患者を治療する際のガイドラインについてはJobes et al., 1993を参照）。この種のガイドラインに対する提言が本章の最後にまとめてある。

法的・倫理的問題

患者が自殺未遂に及んだり自殺した場合に研修生を援助しようという動きがあるのはごく常識的だと思われるが，法的・倫理的な意味あいを考慮しないで，あまりにも性急に動くと否定的な結果が生じるかもしれない。残念ながら，介入法についてと同様に，この問題についてもあまり多くの情報がない（ただし，自殺の危険の高い患者を治療していく上での危機管理について次のようないくつかの情報がある。Bongar, 2002 ; Bonger et al., 1998）。

訴訟を起こされるのではないかとの恐れは患者の自殺に対するごく一般的な反応であるし（Kleespies et al., 1998 ; Litman, 1965），おそらく自殺未遂に関しても同様だろう。この恐れがごく当然であるのは，「自殺に関する医療過誤訴訟は臨床心理士に対して起こされる訴訟の第六位であり，請求される賠償額は第二位である」（Bongar et al., 1998 ; Jobes et al., 1993, p.92）ことからも明らかである。マサチューセッツ工科大学カウンセリングセンターで最近，自殺した患者の両親が大学に対して訴訟を起こしたことは，この問題を浮かび上がらせた。

研修機関においては，訴訟を起こされる危険が高いのは学生ばかりではなく，最終的な責任を負っているスーパーバイザーも同様である（Bongar et al., 1998 ; Ellis et al., 1998）。したがって，自殺や自殺未遂が生じた後には，研修生もスーパーバイザーもともに言動に注意を払い，自分や他者が患者の行動に対して何らかの責任があったなどと不用意に解釈されたりしないようにすべきである。研修生が情報を集めたり，自殺未遂や自殺に及んだ患者と強い絆のあった人に会うほうがよいと助言している文献があるが，とくにこの点について注意するのが重要である（Carter, 1971 ; Kaye et al., 1991 ; Ruben, 1990）。遺族と会うことで医療過誤の訴訟を起こされる危険が減るかもしれないと主張する者もいる（Bongar, 2002）。しかし、研修生はそのような場面できわめて慎重でなければならず、自殺あるいは自殺未遂に及んだ患者に対する守秘義務に忠実でなければならない（Bongar et al., 2002）。

自殺が生じた後に、治療に当たっていた精神保健の専門家に対して医療過誤の訴訟が起こされるのは多くの場合、自殺や自殺未遂を防ぐべきであったとされている治療者に対して、遺された者が自ら抱いている怒りや自責の感情を投げかけるために起きていると指摘する者もいる（Bongar, 2002；Ruben, 1990）。この可能性は、患者が研修生の治療を受けていた場合には、さらに強まるかもしれない。遺族は標準的な治療に達していなかったと感じ、「もしも」故人が「（研修生ではなく）専門家」によって治療されていたならば、自殺未遂や自殺は起きなかったのではないかと考えるかもしれない（Bongar, 2002；Ruben, 1990）。したがって、このようなことが起きる可能性を考えると、スーパーバイザーと研修生の両者が自殺の危険の評価と介入について適切な訓練を受ける必要がある。研修生がその技量と経験に応じた適切な患者を担当するようにスーパーバイザーは注意を払わなければならない。研修生が担当する際には患者から署名入りのインフォームド・コンセントを得ておく必要もある。さらに、研修生とスーパーバイザーは定期的に症例を検討し、完全な記録を残しておくべきである（Bongar, 2002；Bongar et al., 1998；Ellis et al., 1998；Packman et al., 1998）。さらに、患者が以前にも精神科治療を受けていた場合には、研修生がその治療記録を入手するように、スーパーバイザーは指示すべきである（Packman et al., 1998）。

さらに配慮しなければならないのは、法的・倫理的訴えが研修生に起こされる可能性のある出来事に関してスーパービジョンや記録に十分な注意を払うという点である。スーパーバイザーは研修生に対して、何を、そして誰に話すかという点に注意を払うように指導すべきである（Bongar, 2002；Ellis et al., 1998；Ruben, 1990）。というのも、誰でも証人として法廷に召喚される可能性があるので、個人心理療法において過誤の可能性のあることを話し合うのに万全の注意を払い、たとえ弁護士相手であってもその点を注意すべきだというのだ（どの場合でも、セラピストには守秘義務を盾にとることが可能である）。さらに、ピアレビューや治療の質を保つための症例検討会といった、秘密の情報の入手や接近に関して機関が保護基準を設けているという状況もある（Bongar, 2002；Ellis et al., 1998）。となると次に問題となるのは、スーパービジョン、そして患者の自殺行動が議論される心理学的剖検や他の複数の人々からなる検討会などでも、守秘義務を前面に出すことが可能であるかという点である。エリスらは「スーパーバイザーが医療過誤の訴訟において自殺後の症例検討の内容について守秘義務を破って、話さなければならないかという点に関して、現時点では法的な前例がない」（p.496）と結論している。自殺や自殺未遂について議論することに懸念があるのだが、患者の自殺につながるすべての妥当な対策を立てなかったことや、カリキュラムや研修生に認められた問題を解決しようとしなかったことに対して、カリキュラム自体が同様の、あるいはより一層のリスクを負っているともエリスらは強調している。したがって、この疑問が次に、臨床教育機関は、自殺であれ自殺未遂であれ、否定的な治療結果が生じたことから何かを学ぶべきであるという臨床的責任を負っているのかという点につながっていく。患者の自殺や自殺未遂が研修生にとって教育的な意味で扱われるべきであり、もしもそうであるならば、こういった件が起きた際に訴訟が起こされる可能性について機関が当然ながら心配することに、この義務はとって代わることになるだろう。

守秘義務は考慮しなければならない重要な点ではあるが、自殺未遂あるいは自殺後に遺された人も、そして、訴訟が起きて法廷に召喚された人も、報復の恐れのために、研修生の心理的欲求や訓練の必要性を妨げることにならないようにスーパーバイザーや研修プログラムが配慮すべきである。

研修やスーパービジョンへの提言

前述した文献の総説や私たちの経験に基づいて、患者の自殺未遂や自殺が生じた後に、研修生、スーパーバイザー、研修機関が何をすべきかという点についていくつかの提言を示す。以下に挙げる提言は次の三点を念頭に検討してほしい。①研修生、スーパーバイザー、研修プログラムへの提言はすべて、患者に対する守秘義務に十分な配慮をすべきだというのが前提である。たとえば、詳細な調査や、遺族との接触を図る場合には、患者のプライバシーを最大限尊重すべきである。②研修生とスーパーバイザーの間で率直な議論をする際には、ボンガー（2002）が指摘したこの種の議論の特権についての注意点を念頭に置くべきである。③可能ならば、これらの提言は経時的に整理しておく。そうすることによって、研修生、スーパーバイザー、研修施設の管理者は、自殺未遂や自殺が起きる前、発生直後、自殺後の三～六カ月の間にも提言を活用することができる。

研修生に対して

1　可能な限り、迅速にスーパーバイザーと会う。もしもスーパーバイザーと会うことができなければ、研修機関や学部の他のスーパーバイザーと会う。スーパーバイザーと会う前に他者に対して何が起きたか話してはならない。

2　スーパーバイザーと会う際に、診療録や録音テープやビデオテープを持参する。

3　スーパーバイザーが許可するならば、患者の自殺（あるいは自殺未遂）の報せを受けた時の自分の心理的反応について話す。

4　スーパーバイザーとのミーティング後に自分がしなければならないことを話し合う。とくに他者に対して語る内容について話し合う。その際に次の点に従う。

5　スーパーバイザーが指示する場合には、スーパーバイザー同席のうえで、弁護士や医療過誤訴訟を担当する保険会社の担当者と相談する。

6　今回の経験に関して個人カウンセリングを受けることを真剣に考えてみる。もしも個人カウンセリングを受けないと決めた場合には、この種の経験にとくに焦点を当てて、孤立感を和らげるためにサポートを求める（たとえば、自殺後に遺された人のための本や文献、団体についての情報を得る）。

7　この経験に関して、自分にとって絆の強い人、研修機関の他のスタッフや学生にどのように話をするかスーパーバイザーと話し合う。そのような人々からどのようにしてサポートを得るかについても考えてみる。

8　報せを受けたことやスーパービジョンのセッションについて症例記録を取る。自責的な記述や言い訳のような記録をしないように注意する。報告した内容と、自分が事実として知っていることを明らかにする。記録の変更、削除、追加などをしない。診療録にそのような変更を加えると、臨床の再評価の際に、疑惑を持たれる可能性がある。

9　中立的な立場の人から今回の件について事実を収集するように努力する。ただし、責任があるといった前提として響くようないかなる発言もしてはならない。

10 スーパーバイザーが許可すれば，患者と絆の強かった人々と接触する。ただし，彼らの怒りや自責感を増したり，研修生の過失ととらえられたりしかねないことを言わないように注意を払う。

11 絆の強い人々がそう望み，スーパーバイザーが許可するならば，遺族と会う。スーパーバイザーも同席すべきか，スーパーバイザーに相談する。

12 絆の強い人々がカウンセリングを受けられるように紹介すべきか検討する。

13 患者が自殺した場合，通夜，告別式，他の儀式に研修生が参列することを望んでいるか，適切な人に尋ねてみる。

14 将来（たとえば，三～六カ月後）心理学的剖検に自らも加わるかどうか検討する。

スーパーバイザーに対して

1 スーパービジョンおよび患者を担当していた研修生に関して研修カリキュラムが定めている方針や手順に従う。

2 研修生と会うのに十分な時間が取れるように予定を組み替える。

3 研修生が自ら責任を負おうとしたり，治療が適切であったか判断したりせずに，自分の感情、思考、恐怖感などを率直に話すことができるようにする。

4　もしもそれが適切であると思われるならば、このような経験をするのは研修生だけではないことを認識させ、関連がある点について話すように働きかける（ここで「働きかける」と表現した理由は、研修プログラムやスーパーバイザーは、研修生が自殺の危険の高い患者を担当している以上、患者の自殺未遂や既遂を経験することもあるかもしれないと研修生に伝えるという前提に立っているからである。以下を参照）。

5　診療録や関連の録音テープやビデオテープの適切な部分を検討する。

6　とくに研修生が他者と話をすることに関して、スーパーバイザーと会った後に研修生が何をすべきで、スーパーバイザーが何をするかという点についてよく話し合う。

7　研修生が他の患者との面接をキャンセルすべきか、どのように自己管理を行うべきかといった点について話し合い、今回の経験に関して個人カウンセリングを受けるように勧めたほうがよいかどうかを検討する。悲嘆の過程について話し合い、研修生がそれを受け入れていくようにサポートする。

8　研修機関の他のスタッフ、他の研修生たち、仲間、自分にとっての絆の強い人などに今回の件をどのように伝えるべきか話し合う。

9　どのような記録を残すべきか話し合う。

10 スーパービジョンやその助言を記録する。他の検討会と同様に、今回の件に関連するスーパービジョンやコンサルテーションを記録しておく。

11 スーパーバイザーも、先輩、法律の専門家、医療過誤訴訟を扱う保険会社に相談する。

12 必要であれば、研修生も項目11で述べた話し合いに参加させる。

13 中立的な立場の人から患者の自殺（あるいは自殺未遂）の率に関して事実を教えてもらう。しかし、スーパーバイザーや研修生の側に責任があったといった前提ととらえられかねない話をすべきではない。

14 研修生が患者と絆の強かった人（例：遺族）と会うべきかどうか考える。もしも会うことになったならば、患者の守秘義務を維持し、絆の強かった人の怒りや自責感を増してしまいかねない不用意なことや、研修医やスーパーバイザーに過失があったと思われるようなことを言わないように注意するように助言する。

15 患者と絆の強かった人が研修生と会うことを求めてきた場合、そうすることが適切かどうか判断する。スーパーバイザーも同席すべきか検討する。

16 患者と絆の強かった人がカウンセリングを受けられるように紹介することを研修生が検討するように助言する。

17 自殺が起きた場合に通夜、告別式、その他の儀式に研修生が出席すべきか適切な人に尋ねることについて話し合う。

18　将来（たとえば三～六カ月後）研修医が心理学的剖検に参加するかどうか話し合う。

19　研修生が懲罰や他者からの非難を受けそうになったり、無理やりに悲嘆を乗り越えるような圧力をかけられたりしている場合には、スーパーバイザーは研修生の擁護者の役割を果たす。

20　研修生の心理状態を見守る。患者の治療をサポートする（とくに自殺未遂や自殺した患者や、うつ病の症状や、自殺の危険などを呈している患者に対して）。同僚、学部の教官、他のスタッフと協力する。

21　スーパーバイザー自身の関与をモニターし、スーパーバイザーとしての関係が心理療法としての関係に変化してしまわないように注意を払う。たとえ意図しなかったものであれ、スーパーバイザーが研修生にとってのカウンセラーのようになっていることに気づいたならば、研修生を個人カウンセリングに紹介することを再検討する。

研修カリキュラム・研修機関に対して

自殺未遂や自殺が起きる前には

1　もっとも重要なのは、自殺が起きる可能性もあるし、現実に起きることを研修機関の管理者が認識しておくことである。十分な訓練を受けた経験豊富なセラピストや研修生が最善の努力をしたとしても、患者が自殺未遂に及んだり、自殺することはあるのだ。

2　支持的で、中立的で、非難しないような雰囲気を作り出すように努力して、研修生が不安やその他の感情を経験し、他の人々と共有できるようにする。

3　スーパーバイザーが自殺に関連した問題について十分な訓練を受けていることに留意する。スーパービジョンの記録や会話に関する守秘義務についてガイドラインを作成して書面にしておく。とくに自殺未遂や自殺が起きた状況におけるガイドラインが重要である。

4　自殺の危険の評価と介入に関する研修プログラムを作る。研修の一環として、研修生が患者の自殺未遂や自殺を経験する率や、そのような件が起きた後の影響についての情報も含めておく。研修生が患者（とくに外来患者）に対してどの程度の影響力や責任があって、研修生ができることには当然の予想される限界があるか（例：患者が抑うつ的であっても、研修生が休暇を取ることが許可されるとか、ある時点で研修が中止となる）といった点について研修生が教育を受けられるようにする。研修生とスーパーバイザーが事故発生後に取るべき手順について熟知しておくことに留意する（以下、参照）。

5　スーパーバイザーと会うことについてガイドラインを作っておく。追加のコンサルテーションの機会を設けたり、面接、スーパービジョン、コンサルテーションなどの記録についてのガイドラインを準備する。

6　研修生が困難な症例やその結果について学ぶことができるようにするために、「不可能症例」や「危機に瀕した患者」についての症例検討会を開く。適切であると判断されれば、中立的な立場の「心理学的剖検」の会を開催する。この種の検討会における守秘義務に関してガイドラインを定め、法的・倫理的問題が生じた場合に情報の秘匿性を保持することに関して弁護士と相談しておく。

7　コンサルタントと連絡をとって、患者の自殺未遂や自殺を経験した研修生のためにサポートグループを作る。

8　研修生の技量や経験に基づいて、適切なスーパーバイザーをその研修生の担当とする。

9　研修機関において研修生が担当することに関して、患者から署名入りのインフォームド・コンセントを取っておく。

10　初回面接の際に、患者のこれまでの精神科治療や服用したことのある向精神薬についての情報を収集する項目を含めておく。患者が以前にも精神科治療を受けていたり、向精神薬を服用していたりした場合には、研修医がそれまでの治療記録を入手することが標準的な手続きであることを明らかにしておく。そして、この点についても診療録に確実に記録しておく。

自殺未遂や自殺が起きた後に

1　すべてのスタッフが研修生に対して，共感，無条件のサポート，敬意を示す。
2　研修生がスーパーバイザーに会うように手配する（前述の項を参照）。
3　スーパーバイザーが研修生と会った後に，スーパーバイザーも自分自身のスーパーバイザーに会って事故について検討し，弁護士と協議し，医療過誤賠償訴訟を扱う保険会社にも連絡する。必要であれば，研修生もこの種の協議に参加させる。
4　追加の情報が手に入ったら，計画や必要性について更新する。
5　研修生が非公開の不可能症例検討会や心理学的剖検を活用して，他の研修生，同僚，教官たちがこの状況から何かを学ぶことができるようにする。
6　他の研修生，同僚，教官たちが，患者の自殺を経験した研修生を非難したり，責任を追及したり，悲嘆を乗り越えるように圧力をかけたりしないように見守る。
7　患者の自殺未遂や自殺が，担当の研修生，他の研修生，同僚，教官たちに及ぼす影響を軽視してはならない。このような経験をすることによって，カリキュラムや研修生を助力するにはどうしたらよいか判断する。
8　スーパーバイザーも悲嘆を経験できるようにする。

　このようなガイドラインに従うことによって、研修機関やスーパーバイザーは、患者の自殺未遂や自殺を経験した研修生に対して適切で十分なサポートができるだろう。個々の研修生によって経験や反応は異なるが、従来の文献は私たちが示したガイドラインの概要を支持していると思われる。私たちの提言によって、研修生が患者の自殺未遂や自殺を経験したとしても、そのような困難な時期にも必要なサポートが得られるということを認識できるようになることを望んでいる。そして、この問題について今後も引き続き検討していき、研修生が何を経験し、研修カリキュラムがどのようにして研修生を助力できるのかといった点についてさらに文献での活発な議論が起こることを望んでいる。

文　献

British Medical Journal, 320, 1571-1574.

Bongar, B. (2002). The suicidal patient: Clinical and legal standards of care (2nd ed.). Washington, DC: American Psychological Association.

Bongar, B., Berman, A. L., Maris, R. W., Silvennan, M. M., Rards, E. A., & Packman, W. L. (Eds.). (1998). Risk management with suicidal patients. New York: Guilford.

Bongar, B., & Harmatz, M. (1989). Graduate training in clinical psychology and the study of suicide. Professional Psychology: Research and Practice, 20, 209-213.

Bongar, B., Maris, R. W., Berman, A. L., & Litman, R. E. (1998). Outpatient standards of care and the suicidal patient. In B. Bongar, A. L. Berman, R. W. Maris, M. M. Silverman, E. A. Harris, & W. L. Packman (Eds.), Risk management with suicidal patients (pp.4-33). New York: Guilford.

Brown, H. N. (1987). The impact of suicide on therapists in training. Comprehensive Psychiatry, 28, 101-112.

Brown, H. N. (1989). Patient suicide and therapists in training. In D. Jacobs & H. N. Brown (Eds.), Suicide: Understanding and responding (pp.415-434). Madison, CT: International Universities Press.

Carter, R. E. (1971). Some effects of client suicide on the therapist. Psychotherapy: Theory, Research and Practice, 8, 287-289.

Chemtob, C. M., Hamada, R. S., Bauer, G., Kinney, B., & Torigoe, R. Y. (1988a). Patients' suicides: Frequency and impact on psychiatrists. American Journal of Psychiatry, 145, 224-228.

Chemtob, C. M., Hamada, R. S., Bauer, G., Torigoe, R. Y., & Kinney, B. (1988b). Patient suicide: Frequency and impact on psychologists. Professional Psychology: Research and Practice, 19, 416-420.

DeAngelis, T. (2001, November). Surviving a patient's suicide. Monitor on Psychology,. 32(10), 70-73.

Deutsch, C. (1984). Self-reported sources of stress among psychotherapists. Professional Psychology: Research and Practice, 15, 833-845.

Ellis, T. E., & Dickey, T. O. (1998). Procedures surrounding the suicide of a trainee's patient: A national survey of psychology internships and psychiatry residency programs. Professional Psychology: Research and Practice, 29, 492-497.

Ellis, T. E., & Jones, E. C. (1995, August). What if my intern's patient commits suicide? Results of a national survey. Paper presented at the 103rd Annual Convention of the American Psychological Association, New York, NY.

Feldman, D. (1987). A social work student's reaction to client suicide. Social Casework: The Journal of Contemporary Social Work, 68, 184-187.

Goldstein, L. S., & Buongiorno, P. A. (1984). Psychotherapists as suicide survivors. American Journal of Psychotherapy, 38, 392-397.

Holden, L. D. (1978). Therapist response to patient suicide: Professional and personal. Journal of Continuing Education in Psychiatry, 39, 23-32.

Jobes, D. A., & Berman, A. L. (1993). Suicide and malpractice liability: Assessing and revising policies, procedures, and practice in outpatient settings. Professional Psychology: Research and Practice, 24, 91-99.

Jobes, D. A., & Maltsberger, J. T. (1995). The hazards of treating suicidal patients. In M. B. Sussman (Ed.), A perilous calling: The hazards of psychotherapy practice (pp.200-214). New York: John Wiley & Sons.

Jones, F. A., Jr. (1987). Therapists as survivors of client suicide. In E. J. Dunne, J. L. McIntosh, & K. Dunne-Maxim (Eds.), Suicide and its aftermath: Understanding and counseling the survivors (pp.126-141). New York: W.W. Norton.

Kaye, N. S., & Soreff, S. M. (1991). The psychiatrist's role, responses, and responsibilities: When a patient commits suicide. American Journal of Psychiatry, 148, 739-743.

Kleespies, P. M. (1993). The stress of patient suicidal behavior: Implications for interns and training programs in psychology. Professional Psychology: Research and Practice, 24, 477-482.

Kleespies, P. M., Niles, B. L., Mori, D. L., & Deleppo, J. D. (1998). Emergencies with suicidal patients: The impact on the clinician. In P. M. Kleespies (Ed.), Emergencies in mental health practice: Evaluation and management (pp379-397). New York: Guilford.

Kleespies, P. M., Penk, W. E., & Forsyth, J. P. (1993). The stress of patient suicidal behavior during clinical training: Incidence, impact, and recovery. Professional Psychology: Research and Practice, 24, 293-303.

Kleespies, P. M., Smith, M. R., & Becker, B. R. (1990). Psychology interns as patient suicide survivors: Incidence, impact, and recovery. Professional Psychology: Research and Practice, 21, 257-263.

Kolodny, S., Binder, R. L., Bronstein, A. A., & Friend, R. L. (1979). The working through of patients' suicides by four therapists. Suicide and Life-Threatening Behavior, 9, 33-46.

Kozlowska, S., Nunn, K., & Cousens, P. (1997). Training in psychiatry: An examination of trainee perceptions. Part I. Australian and New Zealand Journal of Psychiatry, 31, 641-652.

Litman, R. E. (1965). When patients commit suicide. American Journal of Psychotherapy, 19, 570-576.

Lynch, V. J. (1987). Supervising the trainee who treats the chronically suicidal outpatient: Theoretical perspectives and practice approaches. The Clinical Supervisor, 5, 99-110.

Marshall, K. A. (1980). When a patient commits suicide. Suicide and Life-Threatening Behavior, 10, 29-39.

Menninger, W. W. (1991). Patient suicide and its impact on the psychotherapist. Bulletin of the Menninger Clinic, 55, 216-227.

Packman, W. L., & Harris, E. A. (1998). Legal issues and risk management in suicidal patients. In B. Bongar, A. L. Berman, R. W. Maris, M. M. Silverman, E. A. Harris, & W. L. Packman (Eds.), Risk management with suicidal patients (pp.150-186). New York: Guilford.

Ruben, H. L. (1990). Surviving a suicide in your practice. In S. J. Blumenthal & D. J. Kupfer (Eds.), Suicide over the life cycle: Risk factors, assessment, and treatment of suicidal patients (pp.619-636). Washington, DC: American Psychiatric Press.

Shein, H. M. (1976). Suicide care: Obstacles in the education of psychiatric residents. Omega, 7, 75-81.

Spiegelman, J. S. (2001, January/February). Losing a client to suicide: The experience of a new clinician. The Los Angeles Psychologist, 12-13.

Spiegelman, J. S., Ellis, T. E., Briggs, M. L., & Rogers, J. R. (2000). Supervisory issues around client suicides. In M. Weishaar (Ed.), Suicide '99: Proceedings of the 32nd Annual Conference of the American Association of Suicidology (pp.99-100). Washington, DC: American Association of Suicidology.

Spiegelman, J. S., & Rogers, J. R. (2000). Suicide and supervision: Postvention with trainees. In M. Weishaar (Ed.), Suicide '99 Proceedings of the 32nd Annual Conference of the American Association of Suicidology (pp.101-102). Washington, DC: American Association of Suicidology.

Tanney, B. (1995). After a suicide: A helper's handbook. In B. L. Mishara (Ed.), The impact of suicide (pp.100-120). New York: Splinger.

Valente, S. (1994). Psychotherapist reactions to the suicide of a patient. American Journal of Orthopsychiatry, 64, 614-621.

Werth, J. L., Jr., Burke, C., & Bardash, R. J. (2002). Confidentiality in end-of-life and after-death situations. Ethics and Behavior, 12, 205-222.

第4章

セラピストが患者の自殺を経験した際のスーパーバイザーに対する提言

ドリーン・シュルツ(5)

要旨　患者の自殺はセラピストそしてスーパーバイザーとの関係に対して深刻な影響を及ぼす可能性がある。本章では、文献や数人のセラピストの経験を通じて、患者の自殺に対する反応や臨床上の問題点について焦点を当てる。さらに、スーパーバイザーとの関係や、この領域における研究の方向性についてもいくつかの提言をする。

キーワード　患者の自殺、自殺、スーパービジョン

患者の自殺は「セラピストにとっての究極の危機」であるとされてきた（Jobes et al., 1995, p.200）。患者の自殺を経験したセラピストの悲嘆は非常に辛く、複雑なものとなり得る。専門家としての問題とともに、セラピストのトラウマや悲嘆を取り扱わなければならないので、患者の自殺は患者の自殺後のセラピストに向き合うスーパーバイザーにとっても独特の挑戦となる。本章では、患者の自殺を経験したセラピストが呈する反応を解説し、スーパーバイザーとの関係についての意味合いや提言を述べ、今後の研究の方向性を示す。法的な意味合いについても言及しているが、本章の提言は臨床的な過失を認めない場合についてであり、従来の研究や多くのセラピストの経験に基づいている。

（5）**ドリーン・シュルツ**（*Doreen Schultz, MA, NCC*）はジョージア州立大学カウンセリング心理学部の博士課程学生である。彼女は、ジョージア州アトランタにあるリンク自殺予防全国資源センターの副所長でもある。
連絡先　Doreen Schultz, Georgia State University, College of Education, Department of Counseling and Psychological Services, Atlanta, GA 30303, USA.

患者の自殺を経験したセラピスト：個人として、専門家としての反応

ジョーンズ（Jones, 1987）の総説によると、セラピストは患者の自殺に対して、個人として、そして専門家としての反応を呈するという。非常に広範囲にわたる感情に襲われ、セラピストが過去において経験した悲嘆や他者の自殺に関する自分自身の経験といった個人的な要因のために、個人としての反応が複雑になる可能性がある。患者に自殺されたあるセラピストは、自殺が起きた後に、数年前に目撃した銃を持った強盗の夢をよく見たと話してくれた。トラウマを経験したことのあるセラピストは、それが自殺に関連しているか否かにかかわらず、患者の自殺が過去のトラウマを呼び覚ましたように感じるかもしれない。ホーン（Horn, 1994）は文献を総説して、人生の経験、仕事への関わり、他者を助力する専門家としての役割についてのセラピスト自身の信条といった他の要因も、患者の自殺に対するセラピストの反応に影響を与える可能性があると述べている。

専門家としての反応には、遺族からの非難、同僚からの批判、自己の臨床的技量への疑念といった不安がある（Jones, 1987）。セラピストが治療を誤ったために自殺が生じたと他の専門家から見られていると信じてしまう結果、患者の自殺を経験したセラピストが専門家として、自

殺にまつわる偏見に悩まされるかもしれない（Jobes et al., 1995）。

心理療法と自殺に関連する個人的要因

患者の自殺に対するセラピストの反応は、心理療法や自殺に関連した個人的な状況にも影響を受けるだろう。個々の治療経験はそれぞれ独特であるのだが、セラピストがどのようにして自殺の報告を受けたか、そして、心理療法に紹介されてどれくらい経ってから患者が自殺したのかという、この二つの状況はセラピストの反応に影響を及ぼすだろう。

どのようにしてセラピストが自殺の報告を受けたかというのは、セラピストの反応を理解するうえで重要である。心理療法を終了して一年後に、新聞の死亡欄で以前担当していた患者が自殺したことに気づいたと、あるセラピストは私に話してくれた。また、居住治療施設に勤務する他のセラピストは、勤務先で自ら患者の遺体を発見した。どのセラピストも患者の自殺について嘆き哀しんでいたのだが、それぞれに反応は異なった。一年後に死亡欄に気づいたセラピストは悲しかったけれども、患者が心理療法を受けていた際に自殺の危険をほのめかしたりしていなかったため、専門家としての責任はそれほど感じなかった。現場で患者の自殺体を発見したセラピストは、自分が目撃した光景に関連した深刻なトラウマを経験していただけでなく、他の患者たちを自殺というトラウマに曝した故人に対して怒りも覚えていた。

患者が心理療法に紹介されて間もなく自殺した場合も、患者の自殺に対するセラピストの反応に影響を及ぼすだろう。たとえば、あるセラピストは患者から電話があり、心理療法の進展に不満足なので受診しないという伝言メッセージがあった。そのセラピストは折り返し電話をかけて、最後にもう一度受診するようにとは伝えなかった。そしてその数日後、銃で自殺した患者が発見された。患者からの最後の電話はこのセラピストに何年も影響を及ぼした。他の例では、セラピストに患者から遺書が届いた。患者は自殺について、そして、心理療法の際に正直な気持ちを打ち明けなかったことについても謝罪の言葉を書いていた。セラピストは患者が率直にすべてを打ち明けていなかったことを知り、患者を助力するために何かできたはずだという思いに対して責任を感じたという。どのセラピストも患者の自殺を嘆き哀しんでいたのだが、個々のセラピストに対応するスーパーバイザーは、それぞれの差が個々のセラピストの反応にどのような影響を及ぼしたかという点について注意を払わなければならない。

セラピストの性別も、患者の自殺を経験したセラピストがどのような反応を示すかという点に影響を及ぼす他の要因であるかもしれない。グラートら（Grad et al., 1997）による研究は、男性に比べて、女性のセラピストは恥辱、自責、専門家としての知識についての疑問をより強く感じていたと報告している。また、女性のセラピストのほうが、患者の自殺後、他者からの慰めを求めようという行動に出るという。女性に比べて、男性のセラピストは自殺が起きた後もすぐに仕事に戻る率が高い（Grad et al., 1997）。このような性差は、危機的な時期にセラピストを必死で支えようとするスーパーバイザーに重要な情報をもたらす。

スーパービジョンの関係についての意味合い

患者が自殺するという経験は、個人としても専門家としてもセラピストに長期にわたる影響を及ぼす。セラピストが悲嘆を受け入れていくためには、他の専門家たちや個人的な人間関係からサポートを得る必要がある。患者の自殺が起きた後にセラピストが個人として、そして、専門家として負った傷から回復するには、サポートがきわめて重要である。患者の自殺を経験したセラピストは、同僚やスーパーバイザーが患者の自殺という経験を共有してくれてサポートの手を差し伸べてくれると、孤立感が減っていき、治療過程について保証を与えてもらうよりは、この方がより有用であると、ヘンディンら（Hendin et al., 2000）は述べている。

残念ながら、患者の自殺を経験したセラピストはしばしば放っておかれて、自力で慰めを見出さなければならず、所属機関で症例を再検討することからはほとんどサポートが得られない（Hendin et al., 2000）。悲しいことだが、臨床において過失の証拠が何も明らかにならなかったにもかかわらず、サポートが不足していると、セラピストは自分の専門家としての能力について判断を下さなければならないかもしれない。あるセラピストは勤務していた居住施設で担当患者が自殺したのだが、施設から何のサポートも得られなかったために、結局、仕事を辞めることを決意した。たとえそれが現実のあるいは空想上のものであったとしても、サポートが得られないと、患者の自殺を経験したセラピストの孤立感や自責感を強めてしまうだろう。

患者の自殺が起きた後のスーパーバイザーの役割は重要であるのだが、自殺について非難されるのではないかと恐れて、セラピストはスーパーバイザーに助けを求めようとしないかもしれない。患者の自殺を経験したセラピストの半数以上が他者と話をしたことがもっとも助けになったと述べているのに、スーパーバイザーと自殺について話したセラピストは半数に満たなかったとグラートら（1997）は報告している。

多くの状況で、スーパーバイザーは公式の症例検討会に参加しなければならないし、また、患者を自殺で亡くしたセラピストをサポートする義務がある。スーパーバイザーは公式および非公式にセラピストと症例を検討することが期待されている。公式な症例再検討は、しばしば患者の自殺後に所属機関が主導する再検討過程の一環として実施される。公式な症例再検討はセラピストとスーパーバイザーの両者が患者の自殺を振り返るのに役立つのだが、セラピストはその機会を自分に対する脅威ととらえるかもしれない。このような理由から、ゴーキン

（Gorkin, 1985）は、過失があったかどうかを判断する公式の症例再検討と、非公式の再検討の場を分けたほうがよいと示唆している（Jones, 1987に引用されている）。これはセラピストが自殺にまつわる感情を受容していくのを助けるという目的がある。ステロヴィチ（Stelovich, 1999）は、それぞれのやり方には独特の条件があるとしながらも、自殺症例の再検討についていくつかの提案を行っている。なお、公式に再検討した結果、過失が認められなかったのに、遺族が法的手段に訴えるということは起こり得る。事例に関するコンサルテーション記録の完全な再検討と同様に、スーパービジョンやコンサルテーションは、過失の申し立てに対してセラピストを守るのにしばしば役立つ（Jobes et al., 1995）。不当に過失の訴えをされたならば、スーパーバイザーはセラピストを擁護する必要があり、助力となるような組織の方針や手順について熟知しておくべきである。

過失がなかった場合でも、セラピストが患者の自殺後に抱えている個人として、そして専門家として問題を乗り越えていくことを助力する責任がスーパーバイザーにはある。自殺後に遺された人（サバイバー）は心理療法を受ける特別な必要性があるとダン（Dunne, 1987a）は述べている。患者を自殺で喪うというきわめて難しい問題を抱えた場合、セラピストはスーパービジョンを受ける特別な必要性があると考えられる。サバイバーの心理療法で生じるいくつかの臨床的なテーマについてダンは述べている。これらのテーマに沿って、本章では患者の自殺を経験したセラピストに対するスーパービジョンについていくつかの重要な意味合いについて取り上げる。自殺後に生じる独特な問題に焦点を当てるためにこれらのテーマを挙げるのではないとダンは述べた。いかにこれらのテーマがスーパービジョンのやり取りにおいてもある重要な役割を果たすかは、やはり、個人的な要因と大きく関連する。ダン（1987a）によると、臨床のスーパービジョンに関して、臨床的テーマとその意味合いは次の通りである。

1　遺された人は自殺が起きた原因についての身体的・心理的な鍵を延々と探し求めなければならない（Dunne, 1987a）。

「なぜ」を探し求めることは自殺後に遺された人が自殺から回復していく重要な部分である。数回のスーパービジョンのセッションで詳しく症例を再検討することによって自殺が起きた身体的・心理的な鍵を探る。その際にセラピストは自殺が起きる可能性を示していた可能性のある鍵を探って、治療関係におけるさまざまな面を検討していく。さらに、遺族と話したり、自殺直前の出来事について振り返ってみて、治療関係の外部で生じていた事実を探ることも含まれるだろう。患者の自殺を経験したセラピストが答えを求めようとするのは、この苦痛に満ちた経験に終止符を打つという試みであるとダン（1987a）は述べている。

スーパーバイザーはスーパービジョンの際にセラピストが「なぜ」について探るために十分

な時間を与えなければならない。こうすることによってスーパービジョンの他の課題の時間が奪われてしまうならば、追加のスーパービジョンの時間を設定する必要があるだろう。さらに、「なぜ」を探求しようとすると、否定的な結果がもたらされる可能性についても認識しておかなければならない。バーマン（Berman, 1995）は患者が自殺した後に遺族に手紙を送ったセラピストの好例を挙げている。セラピストは遺族を助力しようと手紙を書いたのだが、同時にそれには自己弁護の意図も含まれていたため、かえって遺族の怒りや恨みをかってしまった。スーパービジョンにおいて、このような例についても触れ、かえって遺族の罪責感や責任感を悪化させてしまう可能性についても取り上げるべきである。

2　合理的であれ、非合理的であれ、絆の強かった人が自殺した後に生きていくことには容赦のない苦痛が伴う（Dunne, 1987a, p.201）。

自殺が生じた後に遺された人が自責感を抱くことはごく一般的な経験であり、その自責感を癒そうとして故人との関係をあれこれと思い浮かべる。治療中の患者が自殺で亡くなったということについて、心理療法において何か他のことができなかっただろうかという感情が生じた結果、セラピストの自責感が湧き上がるかもしれない。ヘンディン（2000）の調査対象となったセラピストの多数が、自殺した患者の治療で少なくとも一つは変えることができたはずだと述べている。これからの治療法を改善しようというのは、この悲劇から重要で積極的な結果を生み出そうとする試みである。しかし、患者の自殺が起きる前にセラピストが適切なことをしていなかったのではないかと考え、自責感を覚えているために、もっと他の治療法があったのではないかと非現実的な考えを抱いていることにスーパーバイザーは気づくかもしれない。セラピストが別のやり方をしたとしても、自殺の結果が変わったという保証はないことについてスーパーバイザーはセラピストに理解させる必要があるかもしれない。

スーパーバイザーは必死になってセラピストを自責感から救い出そうとする衝動に注意を払っておく必要がある。合理的であれ、非合理的であれ、自殺後に遺された人はごく一般的な反応として自責感を抱くものであり、この感情をあえて避けようとすると、喪の過程が後になってかえって複雑になりかねない。一方、自責感を避けるどころか、それにどっぷり浸ってしまうセラピストもいるだろう。また、遺族を責めたり、自殺の責任を他に転嫁させたりすることによって、自責感を払拭しようとするセラピストもいるだろう。文献によれば、自責感に浸りきることも、自責感を払拭しようとすることも、どちらも有用であるとグータイル（Gutheil, 1999）は述べている。遺族とではなく、スーパーバイザーや同僚と悔悟の念を共有することをグータイルは提案している。なお、遺族に会うことに決めた場合は、遺族はしばしばこの悲劇の際に肯定的な側面を認めるのが難しくなっているので、セラピストは故人の肯定的な面を思い出させるような点について話すべきであるという（Gutheil, 1999）。スーパーバイザーは遺族に会う際の計画や、遺族の感情や責任感がどのような反応を示すかについてセラピストとよく話し合う必要がある。さらに、もしもそれが適切であるならば、遺族が家族としてサポートを得られるように他のセラピストに紹介することについてもスーパーバイザーは助言すべきかもしれない。

3　現実的なあるいは想像上の偏見の結果として、自殺が起きた後に対人関係が変化することがある（Dunne, 1987a）。

愛する人の自殺に伴う偏見のために、自殺後に遺された人の対人関係にしばしば変化が生じるという報告がある。これが患者の自殺を経験したセラピストにとっても同様であり、サポートを与えてくれるはずの同僚との関係に変化が起きると、きわめて深刻な事態となり得る。患者の自殺を経験したセラピストは同僚からサポートを得られることが望ましい。ところが残念なことに、セラピストが同僚から助けにはならない反応を受けることがあり、これは偏見と関連している。同僚たちはしばしば自殺について話題にするのを避けたり、担当のセラピストを避けようとする。これもまた偏見と関連がある。他の同僚たちは自分が当事者でなかったことに一種の負い目を感じていると同時に、自殺したのが自分の担当患者でなかったことに安堵しているのかもしれない（Tanney, 1995）。

多くの人々が自殺についてすでに知っているような状況ではとくに，セラピストをサポートするスーパーバイザーの役割が積極的に求められる。たとえば，自殺や心理療法についての噂を抑えこむことに積極的な役割を果たすことなどである。適切な時期に，正確かつ明確な情報を他のスタッフに伝えることによってこの目的は達せられる（Dunne, 1987b）。偏見に基づいて何らかの管理的な処分が下されようとしている時には，スーパーバイザーがセラピストを擁護するということもある。セラピストに何の過失もないことが明らかになったにもかかわらず，管理者は長期間にわたり，そのセラピストが新患を担当することを禁止したという状況があった。この結論が下されたのは，セラピストに自殺に関する感情に向き合う十分な時間を与え，個人心理療法とスーパービジョンを受けられるようにするという目的があった。この結論の目的が当のセラピストにはっきりと伝わっていなかったために，他の同僚たちがフルタイムで働いているのに，自分には新患を担当することが禁止されたのは，自殺に伴う偏見だと，彼女は毎回語っていた。管理的な手続きに関してセラピストとの間に明瞭なコミュニケーションを図り，周囲の人々との支持的な関係を促すように助力することも，スーパーバイザーの役割である。

4　自殺後の喪の過程は複雑で、不完全なものになりがちである（Dunne, 1987a）

セラピストは患者の自殺に対して複雑な悲嘆反応を呈し、それは心的外傷後ストレス障害（posttraumatic stress syndrome：以下PTSDと略）の症状に類似したものになる可能性がある。自殺後の複雑な悲嘆反応には、患者の自殺に関連した悪夢やフラッシュバックといった侵入症状、自殺を思い出させるようなことに対する麻痺と回避の症状がある。セラピストの場合、オフィスにいる時間が減るといったことは、このような症状を示しているかもしれない。クライレンら（Cleiren et al., 1995）によると、喪失に対する初期の反応としての強度の心的外傷ストレス反応は、将来、適応の問題を生じる可能性を示す重要な指標であるという。心的外傷後反応は、自殺後の悲嘆の複雑な一部であり、セラピストもそれから免れられない。

多くの答えの出ていない疑問が残ってしまい、喪失を受け入れていくのが難しいため、自殺後の悲嘆というのはしばしば不完全なものとなりがちである。故人と親しかった人と時間を過ごすことは癒しになるかもしれないのだが、セラピストが葬儀に参列できないと、喪の過程がさらに悪化してしまうかもしれない。そのうえ、自殺についての喪の作業は一般的に直線的に進む過程ではないのだが、セラピストは患者の自殺について悲嘆がより強く湧き上がることに気づくかもしれない（Dunne, 1987a）。患者が自殺した日、あるいはセラピスト自身が経験した他の喪失体験などといったいくつかの出来事によって、この悲嘆の衝動が引き起こされる可能性性がある。

患者の自殺後のある時期にどのような悲嘆反応が生じるのか教育しておくことによっても、スーパーバイザーはセラピストを助力できるだろう。セラピストが重症の悲嘆反応を呈している場合には、セラピストにはどのような選択肢があるのかとくに慎重に検討すべきである。セラピストが悲嘆の衝動を強く感じている場合には、「必要に応じて」スーパーバイザーは頻繁にセラピストと会う必要がある。他の患者を治療するセラピストの能力を妨げるような残遺的な悲嘆反応についてもスーパーバイザーは注意を払い、それについて適切に指摘しなければならない。セラピストを心理療法や、自殺の後に遺された人々のサポートグループに紹介する必要もあるかもしれない。

5 自殺は問題を解決する一手段であるという考えが遺された者の心に植えつけられる (Dunne, 1987a, p.204)

バーマン（1995）の報告では、患者に自殺されたセラピストが次のように述べている。「私の人生観はすっかり変わってしまった。今では、私自身も、そしてすべての担当患者も皆自殺の危険が高いと考えるようになった」（p.97）。患者の自殺を経験したセラピストにとって「解決としての自殺」というこの臨床テーマが発展していくのは次の二通りである。

①セラピストがこれまで以上に、多くの患者に頻繁に自殺の危険を評価し始めることにスーパーバイザーが気づく。これは部分的には、多くの人にとって自殺が問題に対するある種の解決策だとセラピストが認識したためである。ヘンディン（2000）も、患者を自殺で喪ったセラピストは担当患者の自殺の可能性により一層注意を払うようになると述べている。

②このテーマが、セラピスト自身の自殺についての考えの中に明らかになっていく。残念ながら、自ら命を絶ってしまうセラピストもいる。個人的に非常に困難な問題を抱えているセラピストにとって、患者の自殺はセラピストの人生の苦悩をさらに悪化させてしまうかもしれない。患者の自殺を経験したカウンセラーは効果的なカウンセリングを実施する能力を妨げるような個人的な問題について十分に認識しておくべきであると、米国カウンセリング学会は注意を喚起している（Falvey, 2002も参照のこと）。スーパーバイザーがセラピストを慎重に指導し、もしも障害が問題となった場合には、一時期、仕事を制限する必要もあると、ハースら（Haas et al., 1991）は提言している（Falvey, 2002も参照のこと）。セラピストが自分の苦悩と向き合っていくのを助力する際に、スーパーバイザーは専門家としての責任に慎重なバランスを取ることが重要である。

6　自殺は他者への信頼感を減じてしまう（Dunne, 1987a）

患者の自殺を経験すると、セラピストは他の患者を信頼するのが難しくなることがある。多くの場合、患者はセラピストに自殺しないと言っていたかもしれない。自殺の前に、セラピストが患者に「自殺をしない」という契約に署名を求めていたかもしれない。そこで、セラピストが同様の状況で他の患者を信頼することが難しくなったり、面接の時に患者が語る内容に一般的に不信感を覚えるようになったりすることがある。さらに、セラピストは自分の臨床的判断や患者に関する理解力に信頼を置くことが難しくなることがある。患者に対しても、そして他者を助けるセラピスト自身の能力に対しても信頼感を失うと、援助者としての能力が大いに影響を及ぼされる。経験豊富なセラピストほど、患者の自殺を自己の無能力というよりは、治療の限界としてとらえる傾向があることをブラウン（Brown, 1987）は述べている。しかし、ヘンディンら（2000）の研究によると、たとえ経験豊富なセラピストであっても、患者の自殺が自己に対する疑念を引き起こして、驚いたという。まして、調査対象となった研修中のセラピストは、援助する専門家としての自己の技量や、この職業に自分が向いているかといった点に疑いを抱いたという（Hendin et al., 2000）。

患者の自殺を経験したセラピストを、同じ経験のある他のセラピストと会わせることによって、スーパーバイザーはセラピストが自己の能力に対する自信を取り戻すのを助けられる。

スーパーバイザーにこのような経験があるならば、それをセラピストと共有することは、セラピストの専門家としての能力に関する認識に重要な影響を及ぼすだろう。多くのセラピストが患者の自殺を経験しているのに、多くはこの情報を率直に他者と共有していない。そのために、患者の自殺を経験するのはきわめて稀な出来事であるという認識を強めてしまっている。他の有能な専門家もまた患者の自殺を経験したことがあると知ると、セラピストは自分自身や専門家としての能力に自信を取り戻す助けになる。

スーパービジョン中に、患者の自殺がいかに臨床の仕事や焦点に変化を及ぼしたかという点について率直に話し合うこともセラピストにとって有用である。ある経験が自信を根底から揺さぶったのに、個人としても、専門家としても何ら変化をもたらされないなどと想像するのは難しい。自殺の危険の高い患者や遺された人々の治療にあたることを天職であると自覚するセラピストもいるかもしれない。あるいは、自殺が起きるまでは、まったく気づかなかった新たな感受性で患者に向き合うようになるセラピストもいるだろう。自殺後に生じる他のさまざまな肯定的な変化と同様に、悲劇と向き合うことは、セラピストがこの経験を自分の人生へと統合していくことに役立つ。こうすることによって、患者の自殺は、専門家としての活動を弱めるのではなく、むしろ強めることへの助けとなる。

将来の研究に対する示唆と提言

スーパービジョンを受ける者が患者の自殺に対する反応に主導権を発揮するのではなくて、むしろそれはスーパーバイザーの責任であるとフォスターら（Foster et al., 1999）は示唆した。とくに経験の浅いセラピストにとってはこの点について軽視すべきではない。さらに、患者の自殺が生じた後にセラピストを助力しようとする際には、スーパーバイザー自身も同僚や他の専門家とのコンサルテーションから多くを学ぶことができる（Forster et al., 1999）。スーパーバイザーがかならずしもすべてを知っているわけではないので、自殺を経験したセラピストが多くの情報を手に入れることができるほど、大いに回復の助けになるとスーパーバイザーが認識していると効果的である。自殺予防にとくに焦点を当てた研修プログラムは少ないのだが、自殺について多くを学ぶのに助けになる資源はある。最近、米国自殺予防学会は自殺を経験したセラピストのための対策委員会を立ち上げ、セラピストや他の関心のある人々に情報を提供している（AAS, 2001）。ジョージア州アトランタのリンク全国自殺予防資源センターなどといった他の団体も、自殺が起きた後に、専門家や他の人々を援助するためのコンサルテーションを行っている。

他の状況のスーパーバイザーも、患者の自殺によってトラウマを経験した専門家からなるチームを探し出すことができる。緊急事態ストレス・ディブリーフィング（Critical Incident Stress Debriefing：以下ＣＩＳＤと略）は、自殺後に遺された人々に適応される技法のひとつである（Mitchell et al., 1993）。このような技法がスーパービジョンや他の専門家からのサポートの替りになるというわけではないが、患者の自殺を経験した精神保健の専門家にとっての効果的な初期介入法となる可能性はある。初期介入、継続的なスーパービジョン、同時進行的な個人および専門的なサポート、外部の資源との連絡などを統合することが、患者の自殺を経験したセラピストを助力する最善の方法と思われる。

マッキントッシュ（McIntosh, 1987）は自殺後に遺された人々に関する研究について重要な総説を行った。この種の研究では、長期的な追跡調査がほとんど行われておらず、既存の研究では後方視的研究がほとんどであった（McIntosh, 1987）。患者の自殺を経験したセラピストにとくに焦点を当てた研究は主に心理学と精神医学を対象としていたとマックアダムズら（2000）は指摘している。ソーシャルワーク学やカウンセリング学といった、他の専門領域における患者の自殺の問題について今後は研究が必要である（Foster et al., 1999）。さらに、無記名でより多くの対象数を扱った研究が、より信頼性の高い、一般的な結果をもたらすことが期待されている（Foster et al., 1999）。

年齢、人種、自殺の状況、臨床の状況といったさまざまな要因について調査する研究が、これらの要因がセラピストの反応にどのような影響を及ぼすのかさらに多くの情報をもたらすだろう（Foster et al., 1999）。自殺データベース計画などに基づくより多くの質的研究も、患者の自殺後にセラピストが直面する反応や問題について貴重な情報を生むだろう（Hendin, 2000）。自殺後に遺された人一般、そして患者の自殺を経験したセラピストの反応についての研究は、自殺後のスーパービジョンを最善な形で実施する手がかりを与えるだろう。患者の自殺を経験したセラピストを一般の人がどのようにとらえているか調査することによって、偏見の起源をよりよく理解できるだろう。サポートグループ、個人心理療法、ストレス・ディブリーフィング技法といった、患者の自殺を経験したセラピストのための介入を評価する研究を実施することによって、ポストベンションの試みに対して多くの情報が得られることも期待できる。

自殺の問題を根絶させることなどできないとキャンター（Cantor, 1999）は主張した。この意見に賛成か否かにかかわらず、セラピストおよびスーパービジョンの関係にとって、患者の自殺の影響と意味合いについて認識しておくことはスーパーバイザーの責任である。

文献

American Association of Suicidology (2001). Therapists as survivors of a patient-suicide. [Online].

Available: http://www.suicidology.org/index.html

Berman, A.L. (1995). "To engrave herself on all our memories, to force her body into our lives": The impact of suicide on psychotherapists. In B.L. Mishara (Ed.), The impact of suicide (pp.85-99). New York: Springer.

Brown, H.N. (1987). The impact of client suicide on therapists in training. Comprehensive Psychiatry, 28(2), 101-112.

Cantor, P. (1999). Can suicide ever be eradicated? A professional journey. In D.G. Jacobs (Ed.), The Harvard Medical School guide to suicide assessment and intervention (pp.239-248). San Francisco: Jossey-Bass.

Cleiren, M.P. & Diekstra, R.F. (1995). After the loss: Bereavement after suicide and other types of death. In B.L. Mishara (Ed.), The impact of suicide (pp.7-39). New York: Springer.

Dunne, E.J (1987a). Special needs of suicide survivors in therapy. In E.J. Dunne, J.L., McIntosh, & K. Dunne-Maxim (Eds.), Suicide and its aftermath (pp.193-207). New York: Norton & Co.

Dunne, E.J. (1987b). A response to suicide in the mental health setting. In E.J. Dunne, J.L. McIntosh, & K. Dunne-Maxim (Eds.), Suicide and its aftermath (pp.182-192). New York: Norton & Co.

Falvey, J.E. (2002). Managing clinical supervision: Ethical practice and legal risk management. Pacific Grove, CA: Brooks/Cole.

Foster, V.A. & Adams, C.R. (1999). The impact of client suicide in counselor training: Implications for counselor education and supervision. Counselor Education and Supervision,

39(1), 22-34.

Grad, O.T., Zavasnik, A., and Groleger, U. (1997). Suicide of a patient: Gender differences in bereavement reactions of therapists. Suicide and Life-Threatening Behavior, 27(4), 379-386.

Gutheil, T.G. (1999). Liability issues and liability prevention in suicide. In D.G. Jacobs (Ed.), The Harvard Medical School guide to suicide assessment and intervention (pp.561-578). San Francisco: Jossey-Bass.

Hendlin, H., Lipschitz, A., Maltsberger, J.T., Haas, A.P., & Wynecoop, S. (2000). Therapists' reactions to the suicide of a patient. American Journal of Psychiatry, 157(12), 2022-2027.

Horn, P.J. (1994). Therapists' psychological adaptation to client suicide. Psychotherapy, 31(1), 190-195.

Jobes, D.A. & Maltsberger, J.T. (1995). The hazards of treating suicidal patients. In M.B. Sussman (Ed.), A perilous calling: The hazards of psychotherapy practice (pp.200-216). New York: Wiley & Sons.

Jones, F.A. (1987). Therapists as survivors of client suicide. In E.J. Dunne, J.L. McIntosh, & K. Dunne-Maxim (Eds.), Suicide and its aftermath (pp.126-141). New York: Norton & Co.

Juhnke, G.A. & Shoffner, M.F. (1999). The family debriefing model: An adapted critical incident stress debriefing for parents and older sibling suicide survivors. Family Journal, 7(4), 342-348.

McAdams, C.R. & Foster, V.A. (2000). Client suicide: Its frequency and impact on counselors. Journal of Mental Health Counseling, 22(2), 107-121.

McIntosh, J.L. (1987). Research, therapy and educational needs. In E.J. Dunne, J.L. McIntosh, &

K. Dunne-Maxim (Eds.), Suicide and its aftermath (pp.263-280). New York: Norton & Co.

Mitchell, J.T. & Everly, G.S. (1993). Critical Incident Stress Debriefing (CISD): An operations manual for the prevention of traumatic stress among emergency services and disaster workers. Ellicott City, MD: Chevron.（高橋祥友訳『緊急事態ストレス・ＰＴＳＤ対応マニュアル』金剛出版、二〇〇二）

Stelovich, S. (1999). Guidelines for conducting a suicide review. In D.G. Jacobs (Ed.), The Harvard Medical School guide to suicide assessment and intervention (pp.482-490). San Francisco: Jossey-Bass.

Tanney, B. (1995). After a suicide: A helper's handbook. In B.L. Mishara (Ed.), The impact of suicide (pp.100-122). New York: Springer.

第5章 患者の自殺を経験したセラピスト

オニヤ・T・グラート(6)
コンラッド・ミシェル

要旨 本章では患者の自殺を経験した二名のセラピストによる議論を提示する。二名はそれぞれ病院勤務の女性の臨床心理士と個人開業の男性の精神科医である。患者の自殺という個人的なトラウマの後もどのようにして心理療法を続けることができたかについて議論する。

キーワード 自殺、悲嘆、セラピストの反応、性差の問題

（6）**オニヤ・T・グラート**（***Onja T. Grad, PhD***）はスロベニアの大学の精神科病院で、愛する人を亡くした人々、とくに自殺で亡くした人々に対する家族療法の心理療法家およびスーパーバイザーとして勤務している。一九九〇年にスロベニアで最初の緊急電話相談を開始し、一九八九年から自殺の後に遺された人々の治療に関わってきた。自殺後の喪失の領域における業績が認められて、一九九七年には国際自殺予防学会から最初のファーブロー賞を授与された。また、リュブリャナ大学医学部で教鞭を取っている。自殺後に遺された人に関する数多くの論文や著書があり、多くのワークショップを開催し、二〇〇〇年には第八回ヨーロッパ自殺予防シンポジウムを主催した。IASP副会長の二期目である。現在、スロバニア自殺予防全国プログラムの創設に関与している。
コンラッド・ミシェル（***Konrad Michel, MD, PhD***）はスイスのベルン大学の精神科病院で精神科医および心理療法家として勤務する傍ら、個人開業もしている。また、ベルン大学医学部にて教鞭を取っている。主な研究領域は、自殺の危険の高い患者の医師・患者関係や、入院をしないでプライマリケアの場に焦点を当てた自殺予防など、さまざまな状況における自殺予防である。マスメディアと協力して、正確で、センセーショナルではない自殺報道の方法を開発することについても尽力している。
連絡先 Onja T. Grad, University of Psychiatric Hospital, Zaloska 29, SI-1000 Ljubliana, Slovenia.
Konrad Michel (Univeristäre Psychiatrische Dienste (UPD), Murtenstrasse 21, CH-3010 Bern, Switzerland.

はじめに

新たな患者と心理療法を始めていくということは、多くの不確実な点や障害が待ち受けている旅を始めるようなものである。初期評価や診断によって、障害の予後や心理療法的治療において予想される問題や危機についてある程度の鍵を手に入れることができるだろう。しかし、心理療法がかならずしも患者にとって効果が上がる場合ばかりではない。懸命の治療にもかかわらず、時には心理療法以外の理由のために、あるいは、時には治療過程でセラピストと患者が遭遇する問題のために、患者の精神状態が悪化することもあるだろう。望ましくない結果に対して、たとえば、患者の側の動機づけが十分に高くなかったとか、いわゆる治療抵抗性のパーソナリティ障害の診断だとかといった、もっともらしい説明をセラピストはつけるかもしれない。しかし、治療中、あるいは治療関係を終了した直後に患者が自殺した時には、すべてがまったく異なるように思われる。

患者の自殺は、専門家としての疑問、疑念、何らかの解釈を喚起するばかりではなく、セラピスト個人としての基本的な人間の感情を引き起こし、それは故人の身内や知人が自殺した際に抱くものと大きく異なるわけではない。患者の自殺を経験したセラピストの多くが、専門家としての生涯の中でそれは心にもっとも深い傷を残し、苦痛に満ちた経験であったという意見で一致している。「やや誇張して言えば、二種類の精神科医がいる。すなわち、患者に自殺された精神科医と、これから患者に自殺される精神科医である」とブラウン（Brown, 1987）は述べている（p.202）。しばしば十分な準備ができていないために（セラピストの三〇％は研修中あるいは心理療法的治療を始めた初期に患者の自殺を経験している）、患者の自殺に向き合うのがしばしばより困難なものとなる（Farbelow, 2001）。

セラピストの反応は、完全な否認やいかなる感情も抑圧してしまうものから、ショックや信じられないといったもの、そして怒り、自責、恥辱、自己の専門知識への不信といったものまでに及ぶきわめて個人的な悲嘆反応となる（Valente, 1994）。いかにセラピストが患者の自殺に反応するかは、次のようなさまざまな（予期不能の）要因による。①もっとも重要なのがセラピスト自身のパーソナリティであり、その結果、ストレス、喪失、危機に対処するのに、きわめて独特で、個人的な反応となる。②問題を処理していくうえで社会から期待され規定されている性別がセラピストにとっても課題となる（Grad et al., 1997）。③セラピストの専門領域、専門知識、（チームで治療に当たっているのであれば）責任の重さ、問題への接近法や問題への距離の取り方、社会からの期待度、心的外傷経験についてのコミュニケーションのとり方、対処方法などである。④けっして重要度がもっともひくいというのではないが、セラピストとして活動してきた年数を通じて得た自身の経験。すなわち、序列の中で自分の地位をどのようにとらえ、患者の自殺という経験を他の人生の経験とどう関連させ、個人の知恵や限界をどのように受け止めているか（Alexander et al., 2000 ; Grad, 1996）。⑤単純だが重要であるのは、訴訟を起こされるのではないかという恐れである。

前述した要因に関連して、患者が自殺した後にどのような援助が必要となるかという疑問が生じる。基本的な対処法について前もって準備しておく必要があるのだが、援助の仕方は特定のセラピストに合った個々のものにすべきである。

症例

四症例を提示することによって前述した要因に関連したセラピストの反応の差を示すことにしよう。これらの症例は二人のセラピストが治療に当たった。二名はそれぞれ女性と男性、臨床心理士と精神科医、外来と入院の場で、研修生と経験豊かなセラピスト、治療機関におけるセラピストと個人開業のセラピストであった。

症例A　セラピストは二六歳の女性の臨床心理士で、研修二年目であり、精神保健機関で働いていた

ジェインは二四歳の教師で、二年前に画家と結婚したが子どもはなかった。うつ病の既往歴があり、二年間にわたり外来で精神科医の治療を受けていた。この二年間に彼女は一度精神科救急入院となり、「神経症性のパーソナリティを伴ううつ病」と診断され、抗うつ薬と心理療法による治療を受けた。退院時は服薬せず、外来の心理療法を受けるために臨床心理学の研修生（グラート）に紹介された。患者とセラピストは協力して熱心に治療に取り組んだ。ジェインは最初の二カ月間は週に二回受診し、その後は週に一回の受診となり、計一三カ月間外来を受診した。セラピストは先輩のセラピストに治療に関して定期的にスーパービジョンを受けていた。患者の抱えていた問題は、夫との口論、親から自立することの難しさ、仕事の悩みなどであった。このような問題が話し合われて、部分的には進展を見たように思われた。彼女の自立心は増し、自信に満ち、自己に満足し、修士号を取得しようと決意するようになった。しかし、徐々に抑うつ気分が再び強まっていき、彼女の計画を妨げ始めた。面接中に彼女はしばしば泣き出し、自分を責め、セラピストもスーパーバイザーも外来治療だけでは十分ではないと考えるようになった。薬物療法について精神科医のコンサルテーションを依頼したが、結局、ジェインは外来治療を続けることになった。しかし、抗うつ薬の効果は上がらず、患者の気分はさらに悪化し、精神科救急病棟に勤務するセラピストは入院治療を提案した。患者はその提案を受け入れず、外来で頻繁に今のセラピストの治療を受けることを望んだ。そこでそれまで通りの治療を続けたが、効果が現れず、次の面接時にセラピストは入院を強く勧めた。患者はしぶしぶ同意したが、いったん帰宅し、身の回りの物を持ってきて、その日のうちに病院に戻ってくると約束した。こうしていったん帰宅を許されたが、彼女は病院には戻らず、自動車を線路の上に停め、列車に轢かれてしまった。

症例B セラピストは一四年間の臨床経験を経た四〇歳の臨床心理士で、精神科医療施設に勤務していた

アンドレアは二一歳の学生で、自分のボーイフレンドに手を出したと思いこんだ少女に対して非常に強い反応を起こしたため、精神科救急入院となった。彼女はその少女の手の骨を折ってしまった。アンドレアはひどく引きこもりがちになり、不安で、夜はベッドで母親の傍らで眠りたがり、他者との交流を望まなくなった。以前には、アンドレアはボーイフレンドと一緒に一年間イギリスに渡り、そこで仕事をし、自分の身の回りの世話もできていた。両親は娘の最近の行動にひどく戸惑っていた。両親自身にも夫婦間の問題があり、別居、そしておそらく離婚になるだろうと考えていた。アンドレアはひとりっ子で、いつも反抗的で扱いが難しかったが、両親にはとても甘えていた。彼女の問題行動は両親をつなぎとめておいて、自分の面倒を見てもらうという意図があった。アンドレアの状態がひどく悪化したため、しばらくの間は離婚の話は棚上げにされた。入院中のアンドレアは、前向きで、快活で、他の患者の世話をするようにさえなった。他の患者たちとも交流があり、意識もはっきりしてきた。入院中には、

退院したらアルバイトをしばらくして、新年度には復学する計画を立てた。退院前に、家族全員が集まり、外来で系統的家族療法を受ける努力をすることに決めた。その治療仮説は、両親への退行が家族をつなぎとめておく役割を果たしているので、治療の最終目標は、アンドレアが両親の世話をするのを止めて、両親から自立することであるとした。二人の家族療法家（臨床心理士と精神科医）がこの家族の治療を開始した。アンドレアが両親と激しい口論を始め、父親の度重なる不倫を暴き出したため、治療効果は限定的であった。彼女の不安は強まり、精神病の様相さえ呈してきた。結局、入院となり、薬も処方されたが、その間も、家族療法は続けられた。アンドレはひどく腹を立て、あからさまに自殺を口にしたのだが、挑発的で、他者を操作しようとしているだけだと（誤って）評価されてしまった。「私は自殺してやる。きっとあなたたちは後悔するわ」などと彼女は叫んだ。病棟での朝のグループ療法では、アンドレアは活動的であり、抑うつ的であったり不安そうには見えなかった。しかし、その後、町の中心にある城の塔に行き、そこから飛び降りてしまった。

症例C　セラピストは三〇歳の男性の精神科医で、研修二年目であり、精神科病院に勤務していた

M夫人は四二歳で結婚していて、三人の子どもがいた。数カ月間、外来で精神科治療を受けていたが、治療が奏功しなかったため、うつ病の治療のために入院となった。コンサルタントの精神科医による診察が依頼され、入院中は、私（ミシェル）が毎週の心理療法セッションの担当となった。同時に患者は新しい抗うつ薬を処方された。第二次世界大戦下にM夫人は悲惨な小児期を送った。彼女はロンドンからコーンウェルに他の子どもたちとともに疎開させられ、その間に父親が戦死した。最初の結婚は満足のいくものではなく、一年後に離婚した。第二の（そして現在の）結婚相手は、会社の経営者であるが、夫婦間には深刻な問題が持ち上がり、今回も離婚に終わるのではないかと心配していた。入院後のM夫人はけっして抑うつ的ではなく、男性の患者との交際さえ始めていた。しかし、週末に自宅に戻ると、ひどい結果になることが多かった。六週間後、コンサルタントの精神科医は退院の日を決め、M夫人は夫や子どもたちのいる自宅に戻るという現実に直面しなければならなかった。薬は絶望的な病気にかかっている患者という役割を単にM夫人に与えているだけだと判断したコンサルタントの精神科医は、処方を中止した。彼女の行動はまもなくひどく難しくなり、非合理的な振る舞いが生じた。私が他の患者を診ているところへ、M夫人は突然やって来て、ひどく気分が悪くて、まったく眠れないので、すぐに処方を再開してほしいと、泣きながら、懇願した。私はコンサルタントに報告したが、コンサルタントは決定を再考することを拒み、患者を予定通りの日に退院させると言った。退院予定日の二日前の早朝に、M夫人は病院の前の混雑する大通りに飛び出し、トラックの前に身を投げた。

症例D　セラピストは四二歳の男性の精神科医で、一三年の臨床経験がある。個人で開業している

頑迷で厭世的な家庭に育ったが、J氏は創造的で楽しい人物であった。自分自身を家族の束縛から解き放ったのだと確信していた。彼は結婚していて、時計修理業を経営し、周囲から信頼されていると自負していた。両親からは何の援助も受けてこなかった。四八歳の時に重症のうつ病となり、一般の精神科治療では効果がなかった。うつ病を発病したのは、（父親と同様に）視力が悪化し、仕事ができなくなったからだとJ氏は考えていた。まるでこの不幸を神のせいだと非難しているかのようだった。多量の抗うつ薬と電気けいれん療法でも病状は改善しなかった。私がこの患者を診た時には、病気はすでに数年も続いていた。彼は精神科医や病院に対してひどく辛辣な意見を述べた。つい最近、家族療法のセッション中に、自殺を考えていると言ったところ、自分の意志に反して、ただちに入院させられてしまった。自立の欲求が強かったのだが、今のような絶望的な状態でさえも、妻や娘たちを含めて誰のことも拒絶していた。家族を完全に拒絶し、助けの手を差し伸べようとする努力を拒否した。私が処方した最小限の薬も拒否し、出現する可能性のある副作用について手に入るすべての文献を読んだ後、しばしば錠剤を突き返してきたりした。世界を相手に、そして、自分自身を相手に常に闘い、数カ月にわたって激越うつ病のすさまじい症状を呈していた。繰り返し自殺を口にし、どうやったら自殺できるか、それに必要な薬を処方してほしいとJ氏は私に懇願した。そうするのは私の仕事ではないし、適切な量の抗うつ薬を服用すれば、うつ病は改善するはずだと私は答えた。J氏が受診し続けているのに、私にできる援助をどうして受けようとしないのかよく理解できなかった。そこで、私が質問したところ、彼は「先生は私の人生で私が話すことができるただひとり残された人です」と答えた。これまでの人生のよき時代、彼の理想や計画について私たちは話し合った。彼の状態は一進一退を繰り返した。自宅に娘たちや孫たちが訪ねてきても、J氏は自室に閉じこもったままであった。私は妻と娘たちと現在の状況について何度か話し合ったが、J氏にとって最悪のことは、意志に反して再入院させられることだという点で全員の意見が一致していた。娘はM氏が最高の父親であったのに、どうしてこんなに変わってしまったのか理解できないと言った。その後も、J氏は一年にわたり私のもとに受診してきたが、ある朝、森の中で自動車の排気ガスを車内に引きこんで自ら命を絶った。

自殺を経験した際のセラピストの反応

女性のセラピストの視点

どちらの自殺にも（あるレベルで自殺が起きるかもしれないと思いつつも、同時にけっして自殺など起きてほしくないと願っていた）私（グラート）は強いショックを受けた。この二例には大きな違いがあった。最初のジェインの症例では、私だけに責任があった。私には十分な経験がなく、もっと知識も経験も豊富で、技量も高ければ、けっしてこの自殺は起きなかっただろう。私は患者よりも二歳年上であっただけであり、自分のセラピストとしての技量に疑いを持ち始めていた。合理的であり建設的なものもあれば、まったく非合理的で理解に苦しむようなものまであったが、次のようなさまざまな疑念に私は圧倒され始めていた。「私は何を間違えたのだろうか？」「患者の精神症状の評価をする際に何を見落としたのだろうか？」「なぜ私は心理療法をやめなかったのだろうか？」「患者はなぜこんなことを私にしたのだろうか？」「これは何かの復讐なのだろうか？」「私が十分にまともなセラピストでなかったということだろうか？」「それとも、私は人間としてまともでないのだろうか？」「何かに対する罰なのだろうか？」「私はおそらくこの職業に向いていない」「もう誰が私を信頼するだろうか？」「自分自身でさえ信頼できるだろうか？」「ジェインの夫は私が彼女を殺したといって非難するだろうか？」「同僚たちに私はどう思われているだろうか？」「すべてがうまくいきそうに思えたのに、どうしてジェインはこんなことをしたのだろうか？」「何て無駄なことを！」「こんな形でジェインは私を見捨てるべきではなかった」「スーパーバイザーから私はどう思われるだろうか？」「この失敗がひどく恥ずかしい。しばらくの間、休暇を取って、どこかに隠れてしまったほうがよいかもしれない」。

専門家として失敗感や無能力感を抱いた後、私は個人としても強い反応に見舞われた。激しい悲哀感に襲われ、ジェインのことばかり考え、今となっては非常に重要で、私が見逃していた絶望的な救いを求める叫びとして彼女の言葉を思いかえした。彼女がいつも繰り返していた仕草が突然フラッシュバックとして目前に現れ、それは苦痛に満ちた打撃となった。私は自分の友人を失ったように感じた。この出来事との間に専門家としての距離を置くことなどできなかった。私はしばしば泣いた。泣きながらジェインのことを夫に話したところ、夫は私を慰めてくれようとした。

スーパーバイザーはすべてのセッションの記録を一緒に再検討しようと申し出てくれたが、私はそれをいつまでも先延ばしにした。そうすると、私の過ちが見つけられてしまうのではないかという恐れがあまりにも強かった。自分自身で記録を見直そうという気にもなれなかった。治療経過中に犯した専門家としての過ちを見つけるのが怖かったのだと思う。

アンドレアの事例は少々異なった。彼女の自殺を大変残念に思ったのだが、私はいくらか専門家として距離を置くことができるようになり、自分自身に対してわずかながらも危機介入を実施し、できる限り多くのさまざまな同僚たちと話をしようとした。自殺後に遺された身内や故人の友達をケアしてきた臨床経験から、私は遺族や他のセラピストを助けるのと同様に、自分自身の悲嘆も受け入れていかなければならないことを理解していた。私はアンドレアの両親に電話をかけて，彼女のことと自殺の原因について話し合おうと伝えた。両親は二度やってきて，たくさんのことが話し合われ，両親にとってもそして私自身にとっても大きな助けとなった。今回は心理療法の記録を再検討し，家族療法チームにも，実施された心理療法だけではなく，患者が突然自殺の決意をしたことに関する私自身や私の心配や後に振り返って考えたことなど，多くのことを話した。最後には，私はさまざまなことを理解し，彼女の意志を受け入れるのがやや容易になった。

男性のセラピストの視点

最初の自殺は，私（ミシェル）の研修二年目に起きて，それに対する備えがなかった私には深刻な打撃になった。私が病院に到着した時には，すでに患者の遺体は救急部のスタッフによって搬送されていた。看護師長は私が自分で患者の夫に連絡するかどうか尋ねてきた。私の頭の中は真っ白になっていて，夫に連絡することなどできそうになかった。ショックのあまり，はっきりと考えることができず，とても遺族と話せないと感じた。看護師長に代わりに連絡してほしいと頼んだ時には，医師としての役割が果たせていないと思った。コンサルタントの精神科医は，いつもは柔和で，愛情あふれる人だったが，その日の朝は，何が起きたか知りたがり，傷ついた様子で，すぐにその場を去った。その後，患者について二度と触れられることはなかった。

チームによるスーパービジョンも、症例検討会も、ディブリーフィングもなかった。私はコンサルタントが患者の夫と話をしたかどうかさえ知らない。私は心理療法のスーパーバイザーと一緒にその症例について検討していたが、その症例についてスーパーバイザーはフォローアップをしてくれなかった。私は患者の自殺が起きて数日後、患者と一緒に会ったことがある夫に対して妄想的な恐怖感を抱くようになっていた。そのうち、彼が現れて、私に襲いかかり、私は殺されてしまうのではないかという思いがますます強くなっていった。私は暗闇が恐ろしくなった。夜、自宅を離れるのが恐ろしくなった。とくに緊急の呼び出しがあって病院に行かなければならない時が怖かった。しかし、こういった恐怖感を誰にも話せなかった。妻に対しても秘密にしていた。そのような非合理的な考えがあることを認めるのが恥ずかしかった。

当時、その小さな精神科病院では年間数件の自殺が生じていた。ある意味で、救急部のスタッフが緊急事態に対処するのに十分にタフであることを期待されているのと同様に、私が精神科の若き研修医として学んだのは自殺は精神科臨床ではけっして稀ではないという現実だった。それから二年後、私は自殺の危険因子について最初の研究を開始したのも、おそらくけっしてこの経験とは無関係ではないだろう。

一二年後に起きたJ氏の自殺は私にとってまったく異なる様相を呈した。診察している時にJ氏の妻から電話があり、彼の自殺を知り、私は悲しく、打ちひしがれた。講義があったため、私は葬儀に参列できなかったが、それはとても残念だった。葬儀は遺族だけでなく、私にとっても大きな意味があった。私はこの男性の死まで看取ったように感じ、彼の不幸な人生についての話に私は大いに心が揺さぶられた。私はＪ氏が人生で成し遂げたことについて尊敬の念を抱いたが、Ｊ氏のうつ病は、まったく治療法のない悪性疾患のようなものであった。彼は翼を失い、二度と飛べなくなったギリシャ神話のイカロスのようであった。私はこの男性に同情を感じ、なんとか助けになりたいと思っていた。私に遺書さえ残さずに自殺したＪ氏に対していささか怒りさえ感じた。しかし、自分の周囲の人々にあれほど否定的な態度を取っていたのだから、私でも彼が握るような命綱を差し出すことはできなかっただろうと、自分自身に言い聞かせた。後に、診療録を再検討していて、Ｊ氏が本から書き写した文章に気づいた。「地獄だ。神からすっかり見捨てられ、おまえはここに座っている。もう二度と、二度とけっして愛することはできない。他の人に会うことなど二度と、永遠に二度とない」。後日、Ｊ氏の妻が私に会いに来た。Ｊ氏との三〇年間の結婚は理想的なものであり、よき夫であったと妻は語った。夫をあの世に送ったのは正しいことだったと感じていた。私も同感であった。病気のほうが、患者、家族、そして私よりも強かったのだと私は感じた。しかし、それでも疑問が私の心に浮かんできた。「私はこの男性のために本当にすべてを行ったのだろうか？」「もっと頻繁に診察すべきだったのではないだろうか？」「私はあまりにも早く諦めてしまったのではないだろうか？」多忙な臨床活動のために，私は自分の感情を誰とも共有する機会がなかった。こういった出来事に自力で対処できなければならないと今でも私は感じている。

討論

男性のセラピスト　私たちはどちらも最初の患者の自殺に強烈な反応を示したものの，その時に生じた喪失感や激烈な感情についてスーパーバイザーには話しませんでした。研修中のセラピストがこの種の出来事をしばしば経験するのに，彼らが放っておかれることが多いということは広く知られています（Farberow, 2001；Grad, 1996）。しかし，私たちは誰かに話すことができたはずなのに，そうはしなかった。なぜ，私たちは話そうとしなかったのだと，あなたは考えていますか？

女性のセラピスト　私の場合，自分の専門家としての能力に強い疑問を感じ，その結果，抑圧，自責，恥辱が生じ，そのどれについても私はスーパーバイザーに話すことをためらったのだと思います。私が同意していなかったのに，予約も決められ，スーパーバイザーと会わなければならない手はずが整えられていました。しかし，私はその出来事をごく近しい人，ほとんどが家族や同僚にしか話せなかったのです。このことからは，私の心理的反応に対して何らかのサポートが必要だったことは明らかです。その後、私は自殺後に遺された人々の治療を始め、患者の自殺を経験したセラピストについての研究も行いました。

男性のセラピスト　男性のセラピストと女性のセラピストの間に差があるというのでしょうか？

女性のセラピスト　自責、恥辱、専門家としての知識に対する疑念といった感情を認識し、話し合い、それらの感情を緩和させることに対して、女性のほうが率直であることを示しているデータがあります（Grad et al., 1997）。男性のセラピストのほうが以前と同じように働こうとするのですが、彼らの多くも同僚と話をします。私自身は話をすることで大きな助けを得られました。とくに第二の患者の自殺を経験した時には助けられました。最初の患者の自殺では、自分自身の感情に妨げられていたために、率直に話すのがとても難しく感じました。おそらく私は男性の偏見に満ちた態度に反応していたのかもしれません。

男性のセラピスト　私は患者の死に対してあなたとは異なる態度を示していたかもしれません。というのも医師として働き始めた初期の頃、患者の死はごく日常的に起きていたからです。しかし、驚くべきことですが、これはけっして議論されるような話題ではありませんでした（Michel, 1997 ; Fleming, 1997）。最近のことですが、私はプライマリケア医と話す機会がありました。彼はある母親から電話がかかってきて、三五歳になる彼女の息子が銃で自殺したので、その死亡確認をしてほしいと頼まれたというのです。私はそのプライマリケア医に「このような件にどうやって適応しているのですか?」と質問したところ、彼は「開業して最初の数年は、こういったことがしばしば起きて、呼び出されるのが恐ろしかった。しかし、しばらくすると慣れてしまった。そして、今でも仕事を続けています。でも、これが私の心にどんな影響を及ぼしているのかと時々考えてしまう」と答えてくれました。

女性のセラピスト　ある程度、仕事柄、違いが生じるのはたしかかもしれません。しかし、患者の自殺や死が起きるかもしれないということに心の備えをしておく必要があるだろうかと医学部の学生にアンケートしたところ、今のところそのような件に関して十分な知識も準備もないけれど、そういった事柄について積極的に学びたいと回答してきました(Grad, 2000)。(すでに診療に従事している)医師に同じ質問をしたところ、自力で対処すべきだと感じていて、自分の感情を他者と共有するつもりはないし、ましてや上司と話し合うつもりはないという回答が多かったのです(Grad et al., 1998)。このように、役割モデルとしての防衛機制が部分的には働いていることは明らかです。

男性のセラピスト　経験年数が増えるにつれて、あなたの反応や対処規制が変化したと考えますか?　おそらく単にそれに慣れてきたというだけではなく、自分の仕事に対する自信が増してきたのかもしれません。あるいは、おそらく自殺は今も起きているのかもしれませんが、当然、実施すべきだと期待されていることはすべて行ったと自分自身に言い聞かせることが容易になったのかもしれません。

女性のセラピスト　長期にわたって心理療法をしてきた患者の自殺は、セラピストに何らかの心理的過程をかならず引き起こすというのが私の仮説です。これまでの経験、自尊心、地位などによって、セラピストの反応や対処技能はさまざまに異なって扱われるかもしれませんが、（少なくとも、疑問、疑念、不安といった）何らかの内的混乱がかならず生じます。誰もが同じように反応するので、同じ手順を踏むべきだなどと言うつもりはありませんが、その出来事の否認、抑圧、無視、軽視は（老いも若きも、男性も女性も、経験があろうとなかろうと、誰にとっても）けっして役に立たないと私は自信を持って言えます。

男性のセラピスト　態度の問題も多いですね。セラピストとして、あなたは患者の回復や幸福に対してセラピストに責任があると考えていますか？　あるいは、あなたは患者の決定からどれほど自由でいられるのでしょうか？

女性のセラピスト　他者が下した生死に関する決断に対して責任が持てるとは私は考えてはいません。決断へとつながる問題について語るように患者に働きかけることに責任があり、その過程について専門家として十分な知識を備えておく必要があります。もしも自分には十分に能力が備わっていないと感じるならば、患者を単に他へ紹介するだけではなく、患者に付き添って十分に問題に対処できる能力のある他の臨床家のもとに連れて行くべきです。最終的には、生と死に関する決断は患者自身の選択です。

男性のセラピスト　患者の自殺の各例について再検討すべきであるという点について私たちの意見は一致していると考えます。また、患者の自殺を経験したセラピストは、そのことについて話し合う相手を選ぶべきだというのも重要です。

女性のセラピスト　本章の読者に対するあなたのメッセージはどのようなものですか？

男性のセラピスト　かなりの年数が経っているというのに、私は最初の自殺について話すと、今でも怒りを覚えるのです。コンサルタントの精神科医への怒り。その精神科医は自殺した患者について何も語らず、私がどのような気持ちでいたのかについても質問しませんでした。おそらくそのコンサルタント自身も絶望的になっていたのは今ではわかりますが、スーパーバイザーとしての言い訳にはなりません。したがって、私が主に伝えたいのは、研修生は誰か年長の人と症例について話し合うのは絶対に必要であり、年長の専門家は所属機関においてこういった敏感な問題について話し合うことができる雰囲気を作っておかなければならないという点です。

女性のセラピスト　患者の自殺を経験したセラピストが感じている苦痛や失望を和らげる絶

対の方法などないと私は確信しています。唯一の決まりがあるとすれば、自殺が何の影響も及ぼさなかったような振りをしてはならないというものです。すべてのセラピストは自分自身の反応に対して何を行い、どう対処するか自分なりの方向で進まなければなりません。

文　献

Alexander, D.A., Klein S., Gray N.M. & Eagles J.M. (2000) Suicide by patients: Questionnaire study of its effect on consultant psychiatrists. BMJ, 320, 1571-4.

Brown, H. (1987). The impact of suicide on therapists in training. Comprehensive Psychiatry, 28, 101-112.

Brown, H.N. (1987). Patient suicide during residency training: Incidence, implications and program response. J. Psych Educ, 11/4, 201-216.

Farberow, N.L. (2001). The therapist-clinician as survivor. In: Suicide Risk and Protective Factors in the New Millennium (Ed.), Grad O.T. Ljubljana, 11-21.

Fleming, G. (1997). The isolated medical practitioner. Crisis, 18, 132-133.

Grad, O.T. (1996). Suicide—How to survive as a survivor. Crisis, 17/3, 136-142.

Grad, O.T., Zavasnik A. & Groleger, U. (1997). Suicide of a patient: Gender differences in bereavement reactions of therapists. Suicide and Life-Threatening Behavior, 27(4), 379-386.

Grad, O.T. & Zavasnik, A. (1998). The caregivers reactions after suicide of a patient. V: Kosky, R.I. et al. (Eds.). Suicide Prevention – The Global Context. New York & London, Plenum Press. 287-291.

Grad, O.T. (2000). A questionnaire applied to the students of Medical School in Ljubljana, Slovenia – not published, personal.

Grad, O.T. & Michel, K. (1994). Losing a patient by suicide: A male-female perspective. Fourth International Conference on Grief and Bereavement in Contemporary Society. Stockholm: 136.

Michel, K. (1997). After suicide: Who counsels the therapist? Crisis, 18, 128-130.

Valente, S.M. (1994). Psychotherapists reactions to the suicide of a patient. American Journal of Orthopsychiatry, 64, 614-621.

第6章

心理療法の核心に触れる：患者の自殺を経験する

パム・ライクロフト[7]

要旨　本章では、一三歳の時に五人の少年から強姦され、その三年後に自殺した若い女性について提示する。セラピストの悲嘆とトラウマの経験、仕事や自尊心への影響、自己の価値観や信念の変化といった、個人として、専門家としての意味合いについて討論する。法律上の問題に関する情報やサポートが必要であることも解説する。どのような犠牲を払ってでも生命を守るべきだといった医学・法学的前提についても検証する。患者の、そして同僚の生死に関する深い価値を同定し、理解し、検討することが重要であると主張する。

キーワード　自殺、悲嘆、自殺が専門家に及ぼす影響

（7）**パム・ライクロフト**（***Pam Rycroft***）は心理学者で、公衆精神医学や地域精神保健の領域で活動し、オーストラリアのビクトリア州家族研究所・ブウベリーセンターで一六年にわたって家族療法を実践するとともに、後進の指導に当たってきた。
連絡先　Pam Rycroft, The Bouverie Centre, 50 Flemington Street, Flemington, Victoria, Australia 3031（E-mail：p.rycroft@latrobe.edu.au）

はじめに

四月のある日、一六歳のエマが私のオフィスにやってきた。彼女は私の娘と同い年だった。私たちは性暴力被害者のためのサポートグループを運営していたのだが、エマは他の性暴力被害者に会いにやってきて、メンバーになる可能性について質問したいと考えていた。エマはこれまでに心理療法に肯定的な経験をしたことがなかった。心理療法によってかえって過去のトラウマを再体験するように思われたのだ。彼女はこのグループがわずかばかりでも現状を打破するきっかけになるように感じていた。ミーティングは円滑に進んでいき、彼女は次のグループセッションに参加することに同意した。

最初は不安げに始まったが、彼女の治療はいよいよどこかに向かって進んでいくように思われた。開始当初の家族セッションは、砕けたガラスの上を恐る恐る歩いていくような危うさがあった。エマは誰かが「強姦」という言葉がつぶやくのに耐えられなかった。その言葉を耳にすると、すっかり打ちひしがれ、怒りに満ちて、部屋を飛び出していこうとした。多くのことは語られなかった。とても耐えられなくなったら彼女がそう伝えてくる権利があることも含めて、私たちが何を話さなければならないかという点について彼女は徐々に歩みよってくるようになった。この頃、エマは両親との心温まる記憶を思い出した。私たちは彼女がトラウマを経験する前の日々や、その直後について話し合った。その頃、（彼女を犯した少年たちが繰り返し脅した）「声」が響いてくることやその他の症状を自分の胸にしまいこんで、誰にも話してはいなかった。この時点で、美しくて才能あふれる娘がどうして突然、反抗的で、抑制のきかない、平気で危険を冒す一三歳の少女になったのか、ようやく両親は理解しようとした。家族関係は、断裂の瀬戸際まで緊張していたが、心の傷に優しく触れようとする私たちの努力にエマはじっと耐えているようだった。さらに、何らかの回復の兆候が見え始めた。絶望に打ちのめされそうになりながらも、必死になって希望にしがみつこうとする態度が力強く感じられた。

エマは父親が突然家を出ていく足音を耳にした。そして、母親が父親を伴わないでひとりでセッションにやってきた。それから、エマの気分は徐々にそして確実に悪化していった。母親はセラピストだけの時に、何が起きたか説明した。しばらくするとエマがやってきたが、注意散漫で、心ここにあらずといった感じで、再び幻聴がするようになったようであった。すぐにしなければならないことは、安全と支持を確保するために彼女を入院させることだった。以前、彼女は私から個人カウンセリングを、そして家族療法をこのまま受け続けることができるかと質問してきた。それは、公立の家族療法センターでできる範囲を少々超えていたのだが、所長がそれを承諾し、私は彼女のために翌日早い時間に予約を入れた。母親は自動車を運転してひとりで娘を自宅に連れて帰るのは安全ではないと感じた。というのも、エマは郊外の駅で友人と会うのだといってきかず、私も母親もそうすることは安全ではないと感じていたからである。その日遅く、私の副セラピストは同じ建物で教育プログラムを実施することになっていた。

次に、以前に相談し合意に至っていた安全確保計画を実行に移そうとした。まず保護サービスの係官に連絡し、エマが安全で支持的な環境の居住施設にその日は一晩収容されるように手配した。エマ、母親、そして私は診察室に座っていたが、ひっきりなしに電話が一時間以上鳴り続けた。エマは穏やかで内省的かと思うと、突然極度の焦燥を呈した。エマは何度もタバコを吸うといって部屋を出ていった。最初は母親と、そして母親も私も電話で話している時は、彼女はひとりで喫煙しに出て行った。そんな時だった。彼女は診察室に戻ってこなかった。母親と私は彼女がセンターを出ていってしまったことに気づいた。これは以前にもあったことのように思われた。エマがかつてしていたことを今もして、そうすると決意していたように、町の向こう側に行き、友人に会おうとしていると私たちは考えた。必死に探し回ったがエマは見つからず、結局、警察に通報した。しばらく母親と短い時間を過ごしたが、次に自動車に乗りこんだ。私が自分の自動車を運転し、センターをあとにした。エマの母親は自分の自動車を運転して、私について来た。しばらくすると、私は鉄道の踏み切りの遮断機が繰り返し警報音を発するのを耳にしていた。最初は遮断機が故障してしまったと思った。すると、救急車の警告灯が明滅するのを目にして、私の心臓は突然高鳴りだした。私は悪寒を覚え、これまで考えたことのない何かが起きたのだと咄嗟に理解した。エマは列車の前に身を投げてしまったのだ。

どうしたら私は自殺を防ぐことができたのだろうか？　なぜ私はこんなことを起こしてしまったのだろうか？　エマはつい先ほどまで診察室にいた。たしかに彼女は自殺の危険が高かった。しかし、最近始まったわけではなく、長期にわたってそうであった。いつもは友達と外出し、酒を飲み、違法な薬物を使い、意識を失うようなことなら何でもした。それが彼女の唯一の逃げ場所だった。しかし、発見されると、薬を抜き、安全な場所に収容された。たしかにこれまでも死にそうになったことはあったけれども、けっして鉄道に飛びこむなどと言ったこともなければ、実際に試みたこともなかった。事態は好転するかに見えていた。ほんの数時間前はエマは私がこれまで聞いたことがなかったほど率直で前向きであった。……どうしてこんなことになったのだろうか？　どうしてこんなにたやすく逝かせてしまったのだろうか？……どうして私はエマを死なせてしまったのだろうか？　私は危険の高い若者の治療が再びできるだろうか？……彼らの安全を保つということについて私は信頼してもらえるだろうか？

それから六年経ったが、私は今でも踏み切りの警報機の音が嫌でたまらない。今でも同じ質問を自問する。答えが見つかったものもあれば、そうでないものもある。エマは常に私の記憶を占めてきた。他の患者にはない方法で彼女は私に挑戦を続けている。それは彼女が頼りなげにようやく生にしがみついていたからではなく、彼女が私のもっとも深い価値観の何かに挑戦していたからである。何を犠牲にしても私の生に対する信念、私の必死の希望への探求に挑戦していたからである。

私はエマの死に対処しようとして、文献を渉猟したり、自殺が遺族に及ぼす影響について学会発表したりしたが、これは自分を癒し、どのようにしたらセラピストとしての仕事を続けられるかという答えを見つけ出そうとしているからだと気づいた。エマの両親は私たちを非難したが、私たちと哀しみを共有してくれた。彼らはすべてを投げ出すことができたかもしれないのだが、けっしてそうはしないで、私たちが家族が生き続けるのを助力するのを望み、私も彼らとともに自分の喪の作業をするのを助けてくれた。最初はこの点を認めるのが難しかった。どうして私の感情を、活発で、美しくて、愛する娘（妹）を喪って哀しんでいる人の感情と比較できるのだろうか？　遺族がこれほど嘆き悲しんでいる時に、私が悲嘆に暮れるといったことが許されるのだろうか？　経験豊富な専門家である私が、私の専門性や私自身を裏切らずに、恥辱や脆弱性といった感情にどうして身を委ねることができるだろうか？

個人として、専門家として、私が受けた衝撃のある側面を認めることができるようになり、エマの死に伴う急性の苦痛を否認するのではなく、それを探ることができるようになってくると、それは困難ではあるが、実り多い過程となった。ほんの短い文章によって私に何が起きたか理解できた時には、どことなくうろたえる思いがしたものである。たまたまフランク・ジョウブズ（Frank Jobes, 1987）の書いた章を目にした。他者の経験を知り、個人として、専門家としての、自殺がもたらす二重の衝撃についての描写を読んだことが、どれほどの救済になっただろうか。私は一語一語貪り読んだ。それからしばらくした頃、私が症例検討会でこの話題を取り上げようとしておずおずと質問した時に、感受性豊かな同僚がその背後にある私の苦悩に気づいてくれた。他の同僚たちが自殺予防の技法について話し始めたのだが、彼は検討会の後に私をそばに呼び、彼の経験を語ってくれてから、ジェームス・ヒルマン（James Hillman）の『自殺と魂』（Suicide and the Soul, 1997）という本を紹介してくれた。

癒しや深い理解をもたらしてくれたのは、統計や、人口動態や、自殺予防戦略ではなく、ある患者の自殺についての記述であった。患者の生活史から明らかになる「魂の歴史」という文脈で個人の行為の意味について探ろうとしているのである（Hilman, 1997）。魂を定義するのは容易ではない。私にとっては魂とは、人間の感情の深さと高さを一体化するが、それは感情を超越し、意識的・無意識的経験とともに、身体的経験も包含する。ハンター（Hunter, 1994）は家族療法に関連してこの点を次のように述べている。「家族療法で明らかになった実際の苦痛や苦悩を探り、それを認めていくと、スピリチュアリティとか、少なくとも変換と表現するのがより適切な、深い経験に導かれる」（p.82）。

患者の自殺は私の専門家としての最大の恐怖であった。他の経験豊かなセラピストがどのようにしてこの恐怖を経験したのだろうかと私は考えた。私が自分の恐怖について話さず、二度とこんなことが起きないようにと願うばかりであったように、他のセラピストたちも口をつぐんでいた。当然、世界中の専門家が常にこういったことを経験しているはずである。しかし、それなのになぜ患者の自殺の衝撃に対して明らかな沈黙の陰謀を企てているのだろうか？　エマを担当していたソーシャルワーカーは、素晴しく、良心的で、愛情あふれる若い女性だったが、エマの自殺の後に、ソーシャルワークの仕事を辞めてしまった。沈黙の結果のひとつとして、傷つきやすい患者に向き合う、善良で、敏感なソーシャルワーカーを失ってしまうのは、あまりにも損失が大きいと考えると、私はショックだった。

エマの死後、私は他に二名の若い担当患者の自殺を経験した。彼らのどちらともそれほど直接的な関わりを持っておらず、衝撃も異なるものだったが、私に一種の「毒性」があるような感じを思い起こさせた。心理療法には独特の親密さが伴うものである。そのような親密さを共有した人が自殺するということは、「……心理療法に伴う激痛であり、（中略）心理療法の核心に触れる。われわれは皆、沈黙のうちに自らを相手に心理療法をしているとも言えるのだから、自殺の問題はわれわれ皆の心に響くのである」（Hillman, 1997, p.192）。自殺はまたセラピスト個人に対して、そして地域に対しても、深刻な倫理的、法的、そしてスピリチュアルな挑戦となる。倫理的・法的枠組みは存在するが、それはスピリチュアルな疑問やジレンマに答えるには程遠い。

なぜエマが死を味方にしてしまい、いかに私が彼女の自殺に共謀したかについて理解しそうになると、ある苦悩が私には生じた。彼女の言動と、あるいはそれに表れなかったことを必死になって検討していくと、ごくわずかな瞬間が実は非常に重要で、自殺の原因になっていたことが明らかになった。死の約一年前の重要な会話の中で、彼女は死は保証であり、救済であり、逃げることのできない生の苦痛からの歓迎すべき脱出口であると話してくれていたのだ。彼女が死を永遠に平穏な場所ととらえていることに対して、私には何の答えもなかった。それに反論する立場も取らなかった。どうして皆はこのような考えに反対しようとし、反論しようとするのだろうかと考え、そうすることはエマが口を閉ざして、確信をさらに強めるだけなのだが、と彼女は語った。私が生の側を主張しようというういかなる試みも彼女を沈黙させるだけであり、それは私自身の耳にも虚しく響き、自己弁護的であることを認めざるを得なかった。私は人間の脆弱性と私自身の限界に対してこれほど謙虚であったこともなければ、苦痛に満ちてそれに触れたこともなかった。

エマが死を渇望していることに対して私が純粋に理解し共感を覚えるようになると、私の心は動かされ、彼女にしなければならないことについての自信を失っていった。彼女を説き伏せようとする適切な言葉が見当たらず、私は実際には唯一の解決策と見る彼女の自殺願望に共謀してしまったのだろうか？　私が生と希望の側に立つことができず、彼女の静かな絶望感に反応してしまったのだろうか？

セラピストが患者の自殺を直視することには専門家としての空虚感が伴うように思われる。セラピストがそうすることは、心の平衡、位置、ある種の意味を必死になって探ろうとすることになる。専門家の団体にも明確な意見はないので、各セラピストが自己の援助源を探り、内的な声を検証して、答えを見出そうとする。「専門家的な」という領域は、思考、夢、感情（私は「バーンアウト」とは区別して「バーンイン」と表現することがある）を通じて、セラピスト個人の人生にも侵入してくる。セラピストの個人的な脆弱性や援助源は助けにならず、それぞれの専門家としての生活に侵入してくる。このように個人として、専門家としての立場はそれぞれに密接に関連している。

悲嘆、打ち砕かれた自信、そして疑念を「受け入れていく」にはいくらかの時間がかかった。私は個人的な儀式（エマの好きだった音楽を聞く。彼女の書いた詩を繰り返し読む）に没頭し、私の強烈な夢について語るのは恥ずかしかった。同僚があまりにも安易に私の専門家としての能力について慰めの言葉をかけてくれようとするのが嫌だったにもかかわらず、私は慰めがとても必要であった。他の人々に私の自責感を晴らしてもらうのではなく、私がどのように他の方法を取るべきだったとか、責任の度合いについて検証するのを手伝ってほしかった。後から振り返ってみると明らかなことは何かを識別するのを手助けしてほしかった。

安　全

私は未熟で、守られた専門領域の隅のほうで働いてきたに過ぎず、これまでの仕事はある種のまやかしだったとさえ感じた。おそらく、他の専門家もしばしばこのような経験をし、何をすべきか知っていて、そもそも自殺を起こさせないのだが、「こんなことが私に起きるはずがない」という妄想的なまでの感覚が私にはあったのだ。しかし、私はしばしば患者の自殺について考えてきた。私はたくさんの夢を見て、月曜日の朝になると不安で、職場に行くと患者が自殺したというニュースが飛びこんでくるのではないかと考えたりした。今に至るまで、私はこの現実から逃れてきた。私が患者と自殺について、そして、自殺すると脅す患者は単に「救いを求めている」のだと考えることがいかに容易いか、話し合ったときのことを考えてみた。彼らはけっして「本当に」死にたいのではなく、生きるための理由を必死になって見つけ出そうとしていると思いたいのである。

患者が自殺したという事実が意味するのは、世界が変化し、何も予想がつかず、どんなことも当たり前にはとらえられなくなるということである。この専門家としての経験は圧倒されるように迫ってきて、確固たるものはほとんどないように思われ、しばらくの間は仕事をするのが不安でならない。こういった初期の恐怖感やさまざまな感情を表現する方法を見つけることはきわめて重要である。しかし、職場でこういった感情を表すのは容易いことではなかった。「自尊心がすっかりしぼみきってしまった自分の立場で話をするには非常に多くの勇気が必要であった」(Epstein, 2001)。

ジョーンズ(Jones, 1987)に触発されて、私は自分の家族療法のネットワークを活用して、患者の自殺を経験したセラピストのためのグループについて広報し、活動を始めた(ビクトリア州家族療法協会ＳＯＳグループ)。これは開かれた自助グループであり、支持と行動の強力な援助源となってきた。他者から判断を下されることを恐れずに何を話しても安全だと感じられる唯一の場所であった。

自信

同僚から全面的なサポートや保証を与えられたにもかかわらず、とくに、私が生前にエマを診た最後の専門家であることを考えると、私は専門家として失敗したわけではないという確信が持てなかった。後になって振り返って考えてみたことではあるが、徐々に私は、何か他のことをすることで、その晩だけは彼女の自殺を防ぐことができたかもしれないということを受け入れ始めた。しかし、それが翌日の夜も、あるいは、翌年も、防ぐことができたかもしれないという意味になるかどうか、答えは定かではない。

長期にわたる十分なサポートと支持があれば、セラピストとしての自信を取り戻すことが可能であると私は気づいた。この種のサポートが非常に重要である点は、以前と同様に仕事を続けられる振りをするのではなく、むしろ、このような経験をした際には、自信が強い打撃を受けることはごく普通の反応であると認めることである。十分な機会に恵まれなかったために、われわれすべてがこの仕事の結果からさまざまな物を得てきているということを知らない若くて経験の乏しいセラピストに私は同情を禁じ得ない。死の意志が生の意志に勝ってしまった、私が治療を担当してきた若い人々のことを、私が自らに課す質問が苦痛に満ちたものになる時には常に、それを思い出すことが大切である。

患者の自殺が生じた後には、どれくらいの時期に通常勤務に復帰すべきか、自殺の危険の高い患者の治療にいつ戻るかといった決断を下すことを助けてくれる「よき師」(mentor)をセラピストは持つべきである。これはきわめて個人的な決断であると思う。私の場合、実際に起きた最善の、そして最悪のことは、エマの自殺の翌日に、急性に自殺の危険が高まった他の若い患者から緊急の電話がかかってきたことである。私は過剰反応する傾向に気づき、この件を取り扱うのにふさわしくないと感じた。所長は私が余裕を持ってできると思うことをするようにと言い、私がその患者と話すのを支えてくれ、決定と責任を共に負ってくれた。時間が過ぎていっても、私は自殺の危険に過剰に反応し、その経験から我が身を守りたいと思う傾向に気づいた。私はこれを必ずしも悪いこととは思わないのだが、自分の経験の打撃が患者に対する自分自身の反応に及ぼす影響について認識し、専門的なスーパービジョンやサポートを得ようとしなければならない。

確信に対する挑戦

専門家が抱いているいくつかの確信がある。明らかに意識し認識している確信もあれば、それほどでもない確信もある。コリン・マレイ－パークス（Colin Murray-Parkes, 1993）は「当然であると思いこまれた世界」について述べているが、たとえばこれは、子どもは親よりも長生きするとか、適切な注意を払えば、世界は安全な場所であるといった、あることをごく当たり前であると思いこむ人間の傾向を指している。家族のレベルであろうと、地域や世界のレベルであろうと（たとえば、子どもが死ぬとか、飛行機が大量殺戮の兵器として用いられると）、われわれの当然であると思いこまれた世界は粉々に砕け散る。

患者の自殺は自分には起きないで、ただ他者に起きるだけであるといった前提にはもはや立つことができない。自殺が起きたという事実は、再び起きる可能性があるということを意味している。認識や判断が問題となり、人生の他の事柄に対する認識や判断にも影響を及ぼす。エマの自殺が起きると、私は自分の未熟で自己肥大化した前提のいくつか（たとえば、私が十分に患者の面倒を見れば、患者は安全であるとか、適切な援助で誰をも助けられるとか、私が適切な質問をし、正しいことを言えば、それは患者を守ることになるといった思いこみ）はすでに変化してしまい、役に立たないことに気づいた。家族療法家としての私の仕事に関して最大の挑戦となったことのひとつの側面は、自分自身の限界に気づくことである。動機づけが最高で、懸命に仕事をして、最善の関わりをしたとしても、それでも十分ではない。われわれはこの点を論理的に承知しているのだが、患者の自殺という時点では、われわれを徹底的に打ちのめすのだ。

専門家としての同一性の危機

私は学生に働きかけて、専門家としての核心的な価値、動機、究極の目的などを発見するのをしばしば手伝っている（Luepnitz, 1988）。他者を援助する専門職では、苦悩や症状を和らげるように努力することは、専門家としての同一性の核となる。家族にとって核となる同一性の一側面が身体的な安全であるように、セラピストには心理的な保護と安全を確保することが求められる。自殺は、まさに家族のそして、心理療法の核に対する挑戦となる。コリン・マレイ－パークスは、自殺は、愛情の源泉としての家族への中心的な保護的機能や信頼の拒絶であり、安全に疑問が生じると述べている（Wertheimer, 1991）。

同様に、自殺は最大の犠牲を伴い、治療の基本的な性質の最悪の失敗を代表しているとみなされると、私は信じている。そして、セラピストには次のような疑問が生じる。「セラピストが患者を死の願望から保護できないというのはどういう意味があるのだろうか？」「私はどんなセラピストなのだろうか？」「私は毒性があるのだろうか？（患者に害をもたらしてしまうのだろうか？）」私はかつて「危険の高い患者にはけっして近寄らないように」と考えていたことがある。というのも、私に近寄ったら、彼らは安全ではいられないと感じていたからである。自殺が起きた後の遺族は、それまでと違うと感じるだけでなく、ひどく惨めで、近隣の人々の態度のために惨めさがしばしば強まってしまう。遺族は非難されて当然で、愛する価値が乏しいと見られがちだと指摘する研究がある（Rudestam, 1987）。セラピストもまた他の専門家たちから同様の判断を下されることを恐れている。これは微妙に、あるいはあからさまに周囲に伝わる。エマの死の翌日、彼女の担当だった保護ワーカーのスーパーバイザーが私たちの電話会議に加わったのだが、ある時点で私に次のような質問をした。「あなたは患者の危険が十分に高いので、警察に直接連絡すべきだとは考えなかったのだろうか？」実際のところ、私たちは相談のうえで合意に達していた安全確保計画を実行に移し、保護局に連絡したのだが、この質問は、私の耳にはまさにその時点では非難と批判の強いメッセージとして響いた。

ある種の視点を得るには時間がかかり、他者がセラピストを説得しようという試みは、ショックの時点ではおそらく不毛だろう。私の経験では、時間、患者の自殺を経験したことのある他のセラピストと話すこと、専門家のサポートとバックアップを受けて「自分自身を守る」許可を得ることによって、よい（しかし、必ずしも完全ではない）セラピストとしての同一性を再獲得することが可能になる。私が自殺の危険の高い若者の治療にあたっていると、その治療に極端な安全策を誤って取りそうになる強い衝動に気づくことがある。自分の感情がどのようなことを伝えようとしていて、私が守ろうとしているのは誰なのかを検証する必要がある。話し相手になってくれる同僚、とくに私の仕事を熟知している同僚がいるととても助かる。徐々に、自殺の危険が高かった時期を過ぎて、何とか生きのびて、うまくやっている患者がいることに気づくことができるようになる。これに気づいて、また、自殺した患者に対して残念で、悲しい気持ちが増すこともあり、その患者が生きていたら、何が起きていただろうという答えの出ない多くの疑問が湧きあがることもある。成功を通じて自信が増すということはなく、他の患者との治療がうまくいくことがセラピストにとって最善のリハビリテーションになると、私の経験から断言できる。

トラウマ

同僚はセラピストにとってのセラピストになってはならないのだが、危機においてセラピストを支えるのに重要な役割を果たすことができる。職場で悲嘆やトラウマ反応を表現することが許されないと、そのような悲嘆が解放されずに、より複雑で困難な過程となってしまう危険が高い（Doka, 1988）。これは、単に仕事を離れてしばらく休暇を取るのが適切な対応であるなどと言っているのではない。これが有効な人もいるかもしれないが、仕事を続けるほうが重要だと感じる人もいる。重要なのは、セラピスト自身の必要性とどのように折り合いをつけるべきか話し合える相手がいるかどうかということなのだ。

ある種の心的外傷後症状を経験するのは人間としてのごく自然な兆候であり、けっして弱さを示す兆候ではないと、専門家自身が気づくことが非常に重要である。自殺は身体的、心理的、そしてスピリチュアルな面にも影響を及ぼす可能性があるし、実際にそうである。自殺を忘れることはない。しかし、人生の他の重要な出来事と同様に、その打撃は、専門家として、そして個人として、新たな理解や成長へとつながることもあり得るのだ。

個人として、専門家としての境界

専門家の倫理規定は次のような疑問には現実的な指針を十分に示してはいない。「セラピストは家族と接触すべきだろうか？　あるいは、治療中に家族と会うべきだろうか？」「私は墓参すべきだろうか？　葬儀に参列すべきだろうか？　そうしたいのは個人としてだろうか、あるいは専門家としてだろうか？」「このような時期に、個人としての立場と専門家としての立場を分けて考えることができるだろうか？」「もしもこれが私個人の欲求であるならば、これは誤っているだろうか？」　ある同僚が患者の自殺を経験したセラピストのための小さな自助グループで自分の経験を語った。どれが彼女自身の感情の反応であるのか、どの程度の感情的な「未完成の課題」が患者から生じているのか整理するのが難しいというのである。この小さなグループのほとんどのメンバーが、患者に対する悲嘆を表すことに関して無言の批判を感じるような職場の問題について述べていた。自分に対して甘いとはっきりと言われた者もいれば、患者にのめりこみ過ぎていると言われた者もいた。単に逆転移だと説明された者もいた。専門家という状況では、多くの場合、患者に対する悲嘆を表すのは許されないことのようである。ほとんどのセラピストはある種のディブリーフィングを受けていた。私には、ディブリーフィングの過程はとりあえずやっておくべき一種の義務のように感じられた。ディブリーフィングは、職場がそこで勤務している人々への義務を果たしているというアリバイ作りとして、あまりにも安易に、無批判に実施されているという意見を述べた者もいた。ディブリーフィングの過程は、同僚とよりも、遺族と行ったときのほうがより「現実」味を帯びていたという意見を、複数のメンバーが述べていた。これは、こういった経験が主に密接な個人的な経験に関連していることを示しているのだろう。いかなる悲嘆やトラウマでも同様に、同じ経験にもっとも近かった人たち同士が最大の慰めと意味を見出す。経験を共有する人に対して全人格に信頼を置く必要があるのだが、セラピストは同僚に専門家としての意味を見出すことを助力してもらう必要がある。個人としてということは、専門家としてということになり、また、専門家としてということは、個人としてということになるのだ。

本症例では、エマの死が生じた場面に私が母親と一緒だったという事実がとくに衝撃となった。母親と一緒に、エマの遺体を確認しに行き、深夜から早朝にかけて私はエマの両親と一緒に過ごした。この結果、特別な痛みを伴う親密さが生まれた。こういった経験は、セラピストと患者の関係についての規則にどうしても変化をもたらしてしまう。しかし、現実的な治療関係を再開できないというわけではなかった。エマの死後、副セラピストと私は、彼女の両親に数回の夫婦カウンセリングを行うことを合意した。これは両親からの求めに応じたものであったが、私たちにとってその決断は容易ではなかった。実際のところ、副セラピストは初期のセッションの最中に中止してしまったのだが、娘の自殺が両親の結婚に及ぼした打撃の可能性について述べていた。副セラピストは自分の感情を表す勇気があり、そのおかげで、私たちはけっして大声ではないが共に泣き、静かに涙を流し、時に笑い、「話せないことを話す」ことができたのである。これは、エマの両親にとっても、私たちセラピストにとっても治療的であった。心理療法において「現実的」であり、勇気を持って自分自身、そして自分の弱さを語ることがいかに重要であるか私は確信を持つようになった。この接触が、エマの両親のためというよりは、セラピストの利益や癒しという意味のほうが大きい可能性はないかと私は心配した。責任感や自責感のために、冷静に臨床的判断を下すのが難しいことを私たちは意識していた。遺族との接触をいつ終えることができるかという点についても考えた。私たちは苦悩に満ちた疑念や自問を繰り返し、誰について、いつといったことに関しては、私たちは「誰の利益のために心理療法をおこなっているのだろうか？」という質問を常に自らに発した。ヴァージニア・ゴルドナー（Virginia Goldner, 1993）と遺族との間のジレンマについて話し合ったことがあるが、彼女との会話に触発されて、私たちはあることをしようと決意した。エマの両親と私たちはこれまでの経験と治療について話し合い、私たちは両親が必要とするような援助をすることをさせてもらった。この夫婦の関わりはまるで手と手を取り合った「ダンス」のようになり、それはさまざまな件を実際的に整理し、娘の自殺だけではなく、そこに至るまでの長い年月について、衝撃を振り返ることになった。私たちはすっかりリラックスし、エマの両親にとって助力となるような方法で彼らが私たちに方向性を与えてくれた。私たちは建設的で有用な治療的過程を始め、エマの両親が心理療法を終える準備ができたと感じたときに、それを終え、将来どのような問題が生じても、つねに扉は開けておくことにした。

結論

約一五年にわたる臨床経験の間、患者の自殺を経験したことがなかったために、私にそのようなことが自分だけには起きるはずがないという否認が生じていた。そういった確信にしがみついている限り、（患者が自殺するかもしれないという）恐怖感に建設的に向き合うことができなかった。そして、現実に患者の自殺が起きてしまったのだが、それでも家族療法家として私は何とか働き続けてきたという事実は、自分には力があるという感じを得て、それは私がもっとも脆弱な時点で生じ、その中から育ってきたものである。私は同僚や学生たちと患者の自殺という経験について率直に話し合い、彼らの恐怖感や経験を分かち合おうとしてきた。こうすることによって、私は他の恐怖感を恐れることは少なくなり、その恐怖感を突き止めて、克服するために他者からも助けを求めるようになった。

エマの自殺後、（専門家の一般的な意見に反して）彼女の遺族の治療にあたってきたが、臨床の場では臨機応変な対応が重要である。患者自身の関心について患者の意見に純粋な信頼と尊敬を示すという立場を取るならば、患者がセラピストに方向性を示してくれて、真に相互に利益をもたらす関係が生じる可能性がある。基本的な心理療法とは何かを定めておくことは重要であり、われわれは皆、心理療法の課題やそれをいつ終了するかといった点について常に注意を払っておくべきである。エマの両親との面接の後半では、彼らとの出会いの全過程について振り返り、当初彼らと話すのが難しかったことも取り上げ、患者としてセラピストとしてともに学ぶことができた。

苦痛に満ちているかもしれないが、このような悲劇的な状況に対処し、経験の意味を探ろうとすることによって、重要な過程を経験することになり、それは助けにはならないかもしれないが、個人として、そして専門家としての人生に深く影響を及ぼす。私の悲嘆は、時と共に変化していき、さまざまな感情を呼び起こし、苦痛に満ちたものもあれば、豊かな経験となったものもあった。それは辛い経験ではあったが、その感情を乗り越えることができたと知り、ある種の救済や慰めの感情が認められた。この種の経験をすることによって、セラピスト自身が快適になるためにあえて介入をしなくても、強烈な感情に圧倒されている患者と一緒にいることが難しいと感じることが減っていくと私は信じている。

専門家として、患者の自殺はセラピストに現実の死を直面させ、これがセラピストの臨床に及ぼす影響に注意を払っておく必要がある。しかし、この経験を尊重するとともに、それから逃げないことも、どちらも可能である。もしも適切と思われる場合には、私は今では死について、そして、それが患者にとってどのような意味を持つのか患者と話し合う。こうすることで、私は自殺と共謀するのではなく、むしろ死を暗闇から光の中に引き出すような関係を打ち立て、それを検証し、再検討するのである。

私自身の経験からは、自殺後に遺された人は、しばしば自分自身の生を別の角度から見つめることになる。自分にとっての優先事項が突然、検証されることになる。セラピストと患者という特権的な親密さを有していた人が自ら命を絶つと、単に専門家としてではなく、きわめて深い個人的な出来事としてさまざまな「魂の探索」が始まる。それはセラピスト自身の人生で重要なことや、セラピストが感謝しなければならないことと深く関わっている。さらに、これはセラピストの個人的な関係における新たな理解や関与が生じるのに役立つ可能性もある。エマは私の魂に深く影響を及ぼし、今でもその影響が続いている。

文　献

Doka, K.J. (1998). Disenfranchised grief : Recognizing hiddon, sorrow. Toronto : Lexington Books.

Epstein, M. (2001). The chocolate cake factor–'deep dialogue' in practice. Presentation at Women Making Waves. Women in Therapy conference. Lorne, Victoria.

Goldner, V. (1993). Personal communication.

Hillman, J. (1997). Suicide and the soul. (2nd Edition). Connecticut: Spring Publications.（樋口和彦・武田憲道訳『自殺と魂』創元社、一九八二）

Hunter, Y. (1994). Care of the soul in family therapy. A.N.Z.J. Fam. Ther., Vol. 16, No. 2, 81-87.

Jones, F.A. (1987). Therapists as survivors of client suicide. In E.J. Dunne, J.L. McIntosh and K. Dunne-Maxim (Eds.), Suicide and its aftermath: Understanding and counseling the survivors (pp.126-141). New York: W.W. Norton & Company.

Luepnitz, D.A. (1988). The family interpreted. New York: Basic Books.

Parkes, C.M. (1993). Bereavement as a psychosocial transition: Processes of adaptation to change. In M.S. Stroebe, W. Stroebe & R.O. Hansson (Eds.), Handbook of bereavement: Theory, research and intervention (pp.91-101). New York: Cambridge University Press.

Rudestam, K.E. (1987). Public perceptions of suicide survivors. In E.J. Dunne, J.L. McIntosh and K. Dunne-Maxim (Eds.), Suicide and its aftermath. New York: W.W. Norton.

Wertheimer, A. (1991). A special scar: The experiences of people bereaved by suicide. London: Routledge.

第7章

自殺と法律：精神保健の専門家のための実用的総説

スティーブン・R・フェルドマン(8)
スターチ・H・モリツ
G・アンドリュー・H・ベンジャミン

要旨　本章の目的は、精神保健の専門家がどのようにして患者を自殺の危険から守り、また、患者が自殺未遂や自殺に及んだ際に専門家自身を過失責任から保護するかという点について解説することである。激しさを増すこの訴訟社会において、潜在的に自殺の危険の高い患者の治療にふさわしい治療構造を提供し、精神保健の専門家が法的責任の基本的な要素を理解し、それを患者の自殺行動に応用できるようにすることを本章では解説する。

キーワード　医療過誤、過失、義務違反、守秘義務、自殺の危険の評価、自殺しないという契約

(8) **スティーブン・R・フェルドマン**（***Stephen R. Feldman, JD, PhD***）はワシントン州で弁護士、臨床心理士として活動している。大学の法学部および医学部の教官でもある。個人開業の一環として、弁護士や精神保健の専門家のコンサルテーションも行っている。数編の論文と、米国心理学会出版部から刊行された『Law and Mental Health Professionals』（法律と精神保健の専門家．1998）の著書がある。

スターチ・H・モリツ（***Staci H. Moritz***）はシアトル大学法学部の学生であり、臨床心理学の学士号を有している。シアトル被告側弁護人法律事務所の精神保健法廷のソーシャルワーカーを務めている。

G・アンドリュー・H・ベンジャミン（***G. Andrew H. Benjamin, JD, PhD***）はワシントン大学法学部客員教授であり、心理学、法学、精神医学の学術雑誌に三十六編の論文を発表し、米国心理学会出版部から刊行された二冊の本『Law and Mental Health Professionals』（法律と精神保健の専門家．1998）『Family and Evaluation in Custody Litigation: Reducing Risks of Ethical Infractions and Malpractice』（家族と親権訴訟の評価：倫理違反と業務過誤の危険を減らす．2003）の著者である。

連絡先　Stephen R. Feldman, JD, PhD, 216 First Avenue S., Suite 333, Seattle, WA 98121, USA
(E-mail : Stephanjd@aol.com)

臨床家に対して起こされる最多のタイプの法的行為とは、医療過誤を申し立てた訴訟である。『ブラック法律事典』によると、医療過誤とは「同じ専門の（臨床領域）の臨床家が同様の状況において行う治療や技術の程度に達することを怠ること」と定義される（Garner, 1999）。臨床家に対して医療過誤のために法的行為が引き起こされると、法的理論としてはしばしば、不法行為のひとつのタイプである過失が問われることになる。不法行為とは、被告（すなわち、臨床家）が法的義務を果たさなかったために原告（すなわち、患者）に生じる私的あるいは民法上の違法行為であり、その結果、原告に実際に損害が生じるか、あるいは生じかねないことを指す（Garner, 1997）。故意の不法行為（たとえば、暴行、殴打、違法投獄）と未必の故意による不法行為（たとえば、不注意の行為）がある。患者が臨床家に対して起こす最多の法的行為は、過失の理論に基づいて訴訟を起こすことである。これは義務の不履行という不法行為である。臨床家が妥当な技量にそって行動し、専門家としての標準的治療（standard of care）を行うことを怠ったために、原告に損害を生じたとされる。臨床家が患者の自殺を予見できていたのに、適切に行動を起こすことを怠ったか、あるいは、臨床家が患者の評価を不当にも誤ったか、適切な治療ができなかったために、患者の自殺が生じた場合、法廷は臨床家が患者を適切に治療することに過失があったと判断を下す（Kussman, 2000）。

過失には、①義務、②違反、③因果関係、④損害という四つの基本的な要素がある。医療過誤の訴訟においては特定の過失の形態について言及される。すなわち，臨床家が患者に妥当な治療を行う義務を負っていたこと，臨床家がその治療の義務を怠ったこと，義務の不履行のために実際のあるいは近似の損害が生じたこと，その過失と損害の間に明らかな因果関係があったことを，原告は証明する必要がある。臨床家に対して医療過誤を訴えるうえで，最初に証明しなければならない要素は，臨床家が患者に対して治療の義務を負っていたという点である。セラピストは患者との間に特別な関係があり，患者の自殺の可能性を評価し，予見される自殺を予防するための対策を取るために，臨床家の訓練と専門性に基づいた治療を行う義務が生じる（McLaughlin v. Sullivan, 1983）。

セラピストは感受性が豊かで，情報も豊富であり，専門家としての標準的治療の基準に沿って患者を忠実に治療するものであると一般には患者から期待されている。臨床家が患者に対して負っている義務とは，インフォームド・コンセント，守秘義務，自殺の危険を含めた徹底的な臨床的評価，自殺の危険が高い場合には専門家として自殺予防に対する標準的治療の基準の応用などがある（Packman et al., 1998）。これらの義務は全体として，専門家としての標準的治療に沿って患者を治療することは基本的な要素と理解されている。標準的治療とは，臨床家に過失があったか否かを法廷が判定する一般的基準となる。以下に述べるように，これらの義務に相反することもあり得る。

法的手段に訴えると、まず原告は臨床家が治療の義務を負っていたことを証明し、次に臨床家が治療の義務の行使を怠っていたことを証明しなければならない。過失理論では、治療の義務の違反とは、臨床家が専門家としての確立された標準的治療に沿って行動するのを怠っていたことを指す。このような違反に含まれるのは、守秘義務違反、適切な評価や治療を怠ったために起きた自殺未遂や既遂、（自殺の危険を察知したら、家族や警察に通報することを州法が定めている場合には）患者の自殺の危険を察知していながら家族や警察に通報するのを怠ることなどである。臨床家は専門家としての標準的治療や州法に従う必要があるのだが、患者の自殺が生じる将来の危険性を確実かつ正確に予見することまでは求められていない。

自殺の危険の予測には高い偽陽性の傾向が認められる（Packman et al., 1998）。すなわち、実際には自殺しない患者を自殺の危険が高いと判断してしまう傾向が高いのである。自殺の危険の高い患者、あるいは潜在的にその可能性のある患者を治療していく際には、自殺行動の絶対的な予見ではなく、むしろ妥当な臨床的判断が過失の可能性を避けるための基礎になる。臨床家が妥当な行動を取り、同程度の訓練を受けた臨床家が適切に患者の病状を評価し治療するのと同じように、評価と治療をしていれば、法廷が過失を認める可能性は低い（Packman et al., 1998）。臨床家が妥当な評価とその結果としての治療を行っている限り、臨床家の判断の誤りが義務違反と証明されるには不十分である。

インフォームド・コンセントとは、治療法、それに伴う危険と予想される治療結果、守秘義務に関する方針、情報を他に伝えなければならない義務などについて、臨床家が患者に伝える方法の一形態である。精神病的行動のレベルに達し、自傷他害の恐れがあったり、あるいは重度の障害（たとえば、生存のための基本的な生活欲求を自ら満たすことができない）をきたした場合には、多くの法廷が臨床家に患者の情報を開示するように要求する。いつ（患者の自殺の危険を他者に警告したり、その危険を確認するために患者の病状を評価するかという）情報開示については多くの州に特定の規定がある。したがって、臨床家は自分の司法管区における法律について熟知しておくことが重要である。しかし、臨床家には自殺の危険について通報する義務はないと判断した法廷もある。というのも、守秘義務が容易に破られる可能性があると、それは治療同盟にも悪影響を及ぼすと考えられたためである。臨床家の過失に関してベラー対グリーンソンという先駆的な判例がある（Bellah v. Greenson, 1978）。患者の秘密が十分に守られてこそ、そのような自殺行動が予防されるのであって、患者が自己の行動について話すことが守秘義務に違反することによって妨げられてはならないと法廷は判断したのである。しかし、ある種の医学的、あるいは心理学的状況に関連した潜在的に自殺の危険が高い患者について家族に警告しないのは臨床家の過失であると判断した法廷もある（Wozniak v. Lipoff, 1988 ; Smith v. New York City Health & Hospitals Corp., 1995）。

患者が自傷や自殺に及ぶ危険が高いと判断する十分な根拠が臨床家にある場合、妥当な理由で守秘義務を破ることはしばしば起こるだろう。しかし、守秘義務を破った場合に臨床家が過失に問われる可能性を防ぐ最善の方法は、インフォームド・コンセントの際に、守秘義務を破らざるを得ない場合の臨床家の方針や法律（「通報の義務」としている州もある）について患者にあらかじめ説明し、それはあくまでも患者の安全を守るためであると強調しておくことである。初診の際に、口頭と書面の両方にこの情報を含めておくのが専門家としての適切な行為である。このような情報開示や開示の可能性について話し合った内容はかならず診療録に記録しておく。二〇〇三年四月に発効した、連邦「医療保険の携行と責任に関する法律」（Health Insurance Portability and Accounting Act：以下ＨＩＰＡＡと略）にはプライバシーに関する条項があり、この法律は全国に適用される。後に、自殺念慮や自殺行動が生じたら、治療に関するインフォームド・コンセントの過程について話し合い、情報の開示に関する法の規定に沿って臨床家には制限があることを患者に再び伝えて治療同盟を強めるようにすべきである。自殺念慮をどのように扱うか計画するには、それに敵対的な行動を取るよりは、むしろ患者に協力的な態度を取るほうがよいだろう。

自殺の危険が緊急に高まっていることが明らかな場合は、患者および臨床家の双方の最大の利益のために、患者の自殺の危険を評価し、自殺を予防する目的で、臨床家は次のような手順を踏むべきである。動機の評価も含めて，自殺の危険を徹底的に評価する。具体的な予防のための計画と，その計画を実行するための手段を定める。当該の司法管区において許される範囲ですべての関係者および家族と共同して治療を実施する。緊急の連絡先を含めて患者の安全確保計画を立てる。適切な専門家による入院治療の必要性の評価といった緊急策を検討する。患者が所持している銃や薬物についての情報を得る。患者を動揺させるような出来事や，深刻な心的外傷となった出来事の記念日（たとえば，今は亡き恋人の命日）がまもなくやってくることなどについて注意を払っておく。危険が高まった時には，繰り返し自殺の危険について評価する。そして，すべての介入について診療録に記録しておく（Benjamin et al., 1998）。

「自殺しない」という契約（no-harm contract）に頼るのは賢明ではない。これは広く知られていて，しばしば提唱されている。このような書面の合意は悪いことではないのだが，それ自体には臨床的にも法的にもほとんど意味がない。こういった契約は，より完全な介入戦略の一部と見なさなければならず，治療同盟に組み入れる必要がある。危険が高まる状況では繰り返し自殺の危険を評価し，すべての介入を診療録に記録しておくことがもっとも重要である。

故人の治療録や情報を家族や他の第三者にいつ渡すことが許されるのだろうか？　本章を執筆している時点では，わずかに二州（ワシントン州とモンタナ州）だけがＨＩＰＡＡを採択し，故人を代表して行動する特定の人を規定しているのだが，他のほとんどの州にも同様の法律がある。治療情報の開示が許されるのは、ほとんどの場合は不動産管理人、遺言執行人、法的後見人といった故人にとっての法的代理人に対してだけである。たとえば、ワシントン州ではHIPAAに加えて、故人に関する情報を入手することに関して条項が定められている。それはほとんどの司法管区でも同様であり、「公的あるいは私的な機関における任意あるいは強制的なサービスを受けるにあたって、収集され、蓄積され、保持された情報はすべて秘密が守られる。（中略）死に関しては、情報が開示されるのは唯一（中略）故人の最近親者、後見人、保護者である」とされている（RCW 71.05.390）。

患者、あるいは当人が死亡（あるいは他のいかなる理由でも）している場合にはその代理人が記録を入手する権利があるのだが、情報の開示が患者に損害を及ぼすと臨床家が判断したり、第三者が守秘義務を破ることで患者に損害がもたらされると判断する場合には、情報の開示を拒否できるという条項についても認識しておく必要がある。これはほとんどの州法および新たに制定されたHIPAAでも同様である。故人の法的代理人が情報の入手を拒否されてもよいか否かについてはまだ法廷で十分に検証されていない。

患者あるいはその家族が、患者の自殺未遂あるいは自殺が生じた後に、臨床家に対して訴訟を起こす場合、法廷は原告の訴えが妥当なものかどうかを検証する（各州によって法に規定された基準は異なるものの、典型的には誰が医療過誤の訴訟を起こすことができるか定めている。医療過誤とは、患者の不法な死、あるいは相続人や故人に養育されていた人にとっての利益を侵す不法な行為とされる）。さらに、法廷は、申し立てられた過失の行為に対して、臨床家が同等の訓練を受けた有資格の臨床家と同じように妥当な行動を取っていたかどうかについて判断する。臨床家の取った行動の妥当性が肯定されるか否かは、それぞれに独特な臨床事例の特定の事実のパターンや状況に照らして判断される（Kussman, 2000）。

臨床家側からの抗弁の一方法として、患者も治療に参加する際にある種の危険を負っているというものがある。しかし、こういった抗弁は常に却下されてきた。というのも、臨床家が専門家としての標準的治療以下の方法で治療を行うという危険について、患者が承知していながらも、自分の意志で受けていたということにはならないからである（Kussman, 2000）。自殺の危険の高い患者、あるいは自殺の危険が高まる可能性のある患者を治療する上での危険は、主として臨床家が負うものである。したがって、適切な評価、同僚からのコンサルテーション、記録、予見可能な自殺の危険の高い患者を保護する積極的な対策などが必要となる。危険に対する責任を負うのは主として担当している臨床家であるのだが、責任の所在に関して、家族にも比較的あるいは部分的な過失を認める法廷もある。患者が自殺の危険が高いと臨床家が予見し、患者の安全を確保するために、家族に適切な助言をしていたのに、家族が臨床家の助言に従わず、自殺が起きてしまったような場合には、家族は部分的な責任を負っていたとみなされるかもしれない（Paddock v. Chacko, 1988）。

自殺の危険が予見できなかった場合には、自殺あるいは自殺未遂を予防できなかったことに対して臨床家の過失責任は認められないだろう（Kussman, 2000）。また、ある特定の状況で専門家としての標準的治療以下とはみなされない、悪意のない判断の誤りについても、臨床家の過失責任とはみなされないだろう。危険の評価を慎重に行い、記録をして、臨床家が自殺の危険を示す兆候を見出せなかった（たとえば、患者が自殺念慮、願望、計画、自殺未遂歴、などを否定）というのが妥当であるとみなされれば、患者の意図が臨床家には明らかな兆候として現れていなかったとの理由で、患者の自殺が生じても、臨床家が過失責任を問われることはないだろう。しかし、臨床家の明らかに怠慢な行為が、同等の有資格の専門家と同レベルの、専門家としての標準的治療の基準に達していないことを原告が証明できれば、過失責任が問われる（Edwards v. Tardiff, 1977）。

患者に自殺念慮があると判断した場合には、その評価を診療録に記録しておくべきである。さらに、有償の専門家コンサルテーションや同僚との検討事項についても記録し、コンサルタントとともに発見した事実についても確実に記録を残しておく。忠実に自殺の危険を評価し、自殺願望や自殺行動について患者やコンサルタントと話し合った内容を記録しておくといった責任は主として担当の臨床家が負うことになる。

臨床家の過失責任があるとするには、臨床家に過失があったという申し立てと患者の自殺の間に一般的な因果関係が認められなければならない。治療の義務とそのような義務違反について証明した後、原告は臨床家の過失のために損害が生じたことを証明する必要が出てくる。法律的には、二種の因果関係がある。現実（actual）の因果関係と、近似（proximate）の因果関係である。現実の因果関係を証明するには、原告は臨床家の過失が実際に患者に損害を生じたことを示す必要がある（Henderson et al., 1999）。現実の因果関係とは、「なかりせば」（but for）の因果関係と考えることができる。臨床家の不作為がなければ、損害が起きなかったとされる時に、両者の間に現実の因果関係があったと判断される。一方、近似の因果関係とは、法的な因果関係であり、たとえば、自殺は臨床家にとって予見可能であったであろうとするような立場である。自殺は予見できたのに、臨床家が介入に失敗したために自殺が起きた場合、臨床家の行為は患者の自殺の近因（proximate cause）とみなされるかもしれない。評価要因のすべてを検討し、評価に照らして妥当な行動のプロセスを導き出すという同時進行的なコンサルテーションは、陪審が臨床家に落ち度があったと判断する可能性を小さくするのに効果的である。臨床家の過失責任を明らかにするには、現実の因果関係も近似の因果関係もともに証明されなければならない。ファーウェル対アン裁判では、近似の因果関係が明らかにならなかったために、過失責任は問われなかった（Farwell v. Un, 1990）。医師が五カ月間、うつ病の男性患者を抗うつ薬で治療していた。その患者は妻に対して自殺未遂に及んだことを打ち明けたので、妻はすぐにそれを医師に伝えた。そこで、医師は入院治療を勧め、患者も妻もそれに同意した。翌日、患者が入院しなかったことを医師は知った。医師は患者の妻と話したところ、妻はすでに夫は気分がよくなっていると答えた。しばらくの間、患者は他の精神科医のもとを受診していた。その精神科医からの紹介があって、七日後に、医師はその男性患者を再診した。その時に患者は入院することに再び同意した。しかし、翌日、患者は自殺してしまった。

もしもこのような患者が緊急に自殺の危険が高いのであるならば、単に病院に紹介しただけで、あとは病院に行くのを患者任せにしていたのは、ごく妥当な判断をする臨床家にとっては疑問が残るかもしれない。しかし、最初の自殺未遂前の医師の治療に過失があったとしても、その治療の過失とそれから一〇日後の男性の自殺の間に因果関係を認めるのはきわめて難しいと法廷は判断したのである（Farwell v. Un, 1990）。

臨床家が患者（あるいは原告）に治療の義務を負い、結局、臨床家がその義務に違反し、現実のそして近似の因果関係が証明されたならば、次に、臨床家の明らかな義務違反が予見可能な損害を引き起こしたことを、原告は証明しなければならない。患者が自殺未遂に及んだり、自殺した場合に、義務、違反、因果関係を証明したように、損害も明らかにできなければならない。たとえば、亡くなった患者の資産は故人の苦痛や苦悩を計ったうえで、損害賠償として得られるかもしれない。不法行為と死亡までの間に故人が心理的あるいは肉体的苦痛をきたしていたことを証明できなければ，これはほとんどないに等しいかもしれない。しかし，資産の相続人は，もしも故人から得ていた援助などといった経済的利益の損失を証明できれば，それ以上を得られるかもしれない。故人が年老いた親や未成年の子どもを扶養していたならば，損害はきわめて大きくなるだろう。しかし，扶養家族がまったくいなかったならば，損害賠償の額はきわめて小さくなるだろう。それでも，たとえば，会社の損失，配偶者の愛情の損失といった，コンソーシアム権の損失といった形で損害賠償を要求する可能性は残っている。このように，不法な死に関する多くの訴訟では，訴訟を起こす権利を成立する二種の損害がある。すなわち，①故人が被った苦痛や苦悩の程度，②臨床家が引き起こしたと考えられる相続人の経済的損失や配偶者権の損失である。

臨床家の専門領域にかかわらず，自殺の危険の評価に推奨されている方法はむしろ標準的なものである。初期評価，そしてその後の定期的な評価においても，患者の行動が自殺願望や自殺の計画の再現を示しているならば，臨床家は患者を直接再評価し，評価結果について記録しておかなければならない。臨床家は患者の自殺念慮，計画，未遂などについて評価すべきであるのだが，患者は恥や，当惑や，恐れから，自発的にこのような点を打ち明けないかもしれない（Morrison, 1995）。自殺願望や自殺行動の臨床的兆候が現れていたのに，臨床家が自殺の危険について明らかにするのを怠ると、患者の自殺が現実に起きてしまい、後に、評価や診断に過失があったとして、臨床家に対して法的行動が起こされることになるかもしれない。直接質問した時に、患者の答えを否定する他の証拠がなければ、患者が自殺の危険を否定するのを臨床家は安全に受け入れることができるだろう。しかし、患者の態度に躊躇、両価性、気分の不一致などに気づいたら、臨床家はより詳しく質問していかなければならない（Morrison, 1995）。

以前の自殺未遂や現在の自殺願望の性質や重篤度を徹底的に理解することによって、臨床家は、臨床的に妥当で、過失を減らすことができるような方法で、自殺や自殺未遂が再現する可能性を予測したり、患者の治療を計画できる。このような理解によって、臨床家は臨床的な判断に基づいて、患者が自殺の危険に関して次に何をするか予測し、そして、可能な限り患者の安全を確保するために何をすべきかが明らかになる（Morrison, 1995）。以前の自殺未遂について判断する際に、患者が自殺未遂によってどの程度の身体的損傷を負ったかという点について質問し、死の意図がどの程度確固としたものであったかという点も評価しておく（Morrison, 1995）。以前の治療記録を手に入れ、自殺の危険の評価の一環として、過去の記録も検討しておく。患者が緊急の自殺の危険が高いと判断された時には、入院治療について慎重に考える必要がある。しかし、危険は高いものの、臨床家と患者の関係も良好で、薬物療法の評価もされていて、自殺願望や自殺行動が再燃したときにはいつでも再評価でき、一般に受け入れられた専門家の基準に沿った行動が取れるなど、妥当な臨床的判断に基づいて、その危険が十分に外来の場で対応することができる場合もあるだろう。

まとめ

患者の自殺の危険から生じる過失責任を問われることに対してもっとも効果的に身を守るには次のような点に注意を払う必要がある。評価、診断、治療計画などに関して、一般に受け入れられている専門家としての標準的な治療の基準を守る。守秘義務や情報の開示などに関する司法管区の規則に熟知しておく。臨床的関与や臨床的決定について患者の診療録に慎重に記録する。とくに経験が乏しく、自分の意見や決定に自信がもてない場合には、専門家や同僚にコンサルテーションを依頼する。

文献

Bellah v. Greenson, 146 Cal. Rptr. 535. Cal. App., 1978.
Benjamin, G.A.H., Rosenwald, L.A., & Feldman, S.R. (1998). Law & mental health professionals:

Washington. Washington, D.C.: American Psychological Association Press.

Edwards v. Tardiff, 240 Conn. 610, 692 A.2d 1266. Conn., 1997.

Farwell v. Un, 902 F.2d 282. C.A.4 (Md.), 1990.

Garner, B.A. (Ed.) (1999). Black's law dictionary. St. Paul, MN: West Group.

Henderson, J.A., Pearson, R.N., & Siliciano, J.A. The torts process. Gaithersburg, N.Y.: Aspen.

Kussman, P.C. (2000). Liability of doctor, psychiatrist, or psychologist for failure to take steps to prevent patient's suicide. In American law reports 5th. St. Paul, MN: West Group.

McLaughlin v. Sullivan, 461 A.2d 123 N.H., 1983.

Morrison, J. (1994). The first interview. New York, N.Y.: The Guilford Press.

Packman, W.L. & Harris, E.A. (1998). Legal issues and risk management in suicidal patients. In Bongar, B., Berman, A.L., Mans, R.W., Silvernlan, M.M., Harris, E.A., & Packman, W.L. (Eds.), Risk management with suicidal patients (pp.150-186). New York, N.Y.: The Guilford Press.

Paddock v. Chacko, 522 So.2d 410. Fla.App.5 Dist., 1988.

Revised Code of Washington, RCW 71.05.390.

Smith v. New York City Health and Hospitals Corp., 621 N.Y.S.2d 319. N.Y.A.D. 1 Dept., 1995.

Wozniak v. Lipoff, 750 P.2d 971 Kan., 1988.

訳者あとがき

本書は、カイラ・ミリヤム・ワイナー（Kayla Miriyam Weiner）編『Therapeutic and Legal Issues for Therapists who have Survived a Client Suicide: Breaking the Silence』（患者の自殺を経験したセラピストのための治療的・法的問題：沈黙を破る）（Haworth Press, 2005）の全訳である。

本書の中にもあるように、「セラピストには二種類ある。すなわち、患者に自殺されたセラピストと、これから患者に自殺されるセラピストである」。患者の自殺を経験することは、研修生であっても、あるいは経験豊富なセラピストであってもけっして稀なことではない。「治療中の患者の自殺は、セラピストが出会い、耐えなければならない、もっとも困難な悲嘆の危機である」という意見も述べられているが、私（訳者・高橋）もそれにまったく同感である。

自殺を予防することに全力を尽くすべきであるのは当然である。しかし、どれほど努力をしても不幸にして起きてしまう自殺があることもまた現実である。驚愕、茫然自失、離人感、記憶の加工、否認、歪曲、自責、抑うつ、不安、疑問、怒り、他罰、救済感、合理化、原因の追及、周囲からの非難、二次的トラウマといった嵐のような感情が一挙に噴き出してくる。セラピストを襲う反応には、遺族が感じるような個人としての反応もあれば、専門家としての反応もある。自分の治療技能への疑念、遺族や同僚から非難されているのではないかという恐れ、訴訟を起こされるのではないかとの不安、今後も専門家として仕事を続けていくことへの自信の喪失なども当然起きてくる。

私が精神科医になって四半世紀が経ったが、私が若い頃は、患者の自殺にどのように対応すべきかといった事柄に関して大きな関心が払われることはまずなかった。精神医学を専門とする者にとって、この種の経験をすることは当然のことであり、心の痛手から自力で立ち直るのはむしろ通過儀礼であるといったとらえられ方が一般的でさえあった。周囲の同僚たちも、自殺について触れないようにすることが、最大のサポートだといった雰囲気さえあった。

しかし、長期にわたって治療にあたってきた患者の自殺に対して自力で向き合うのは、セラピストにとってトラウマとさえなりかねない経験である。周囲を見回しても、患者の自殺を経験した後、精神医学からすっかり距離を置いてしまい、神経内科学や生理学に専門を替えた同僚を数人思い浮かべることができる。また、精神科医ばかりでない、勤務中に患者の自殺に遭遇して、医療界から去った看護師の例も知っている。

最近では、ポストベンション（postvention）の重要性がわが国でも徐々に認識されるようになってきた。要するに、不幸にして自殺が起きてしまったときに、遺された人（サバイバー）をケアするという考えである。なお、遺族、友人、同僚だけがサバイバーなのではなく、セラピストもまたサバイバーであるという認識に立つ必要がある。セラピストといえども生身の人間である。懸命に治療に当たってきた人が自ら命を絶つという経験をして、打撃を受けないなどということがあるはずがない。時には、患者から家族以上に深刻な悩みを打ち明けられていた場合さえある。

自殺を予防することに全力を尽くすのは当然である。しかし、自殺を一〇〇％予防するということも不可能である。どれほど努力しても自殺が起きてしまうこともあるし、治療開始当初からきわめて自殺の危険の高いことを認識しつつも、そのような人に働きかけていかなければならないという状況もある。本書は不幸にして、患者の自殺が起きてしまったときに、セラピストにはどのような心理的な反応が生じ、その事態にどのように対応すべきかといった問題に焦点を当てている。また、第７章では、自殺に関連した法的問題についても概説されている。

本書の筆者たちはけっして心理学や精神医学の学会で有名な人々というわけではないのだが、本書を読んでいると、それぞれがさまざまな現場で患者に向き合っている優れた臨床家であることがよくわかる。患者の自殺を経験した際の、個人としての、そして、専門家としての反応が克明に記録されている。自分の人生観や職業観を変化させかねなかったほどの経験を直視し、セラピストとして成長する糧としてきたことも明らかである。全力で自殺を防がなければならない。しかし、それにもかかわらず不幸にして自殺が起きてしまった時には、「死からしか学べないことは何か」という謙虚な態度でもって、故人がセラピストに何を伝えようとしてきたのかを直視しようとする姿勢が伝わってくる。

本書では、スーパーバイザーの果たす役割についても詳しく取り上げてある。さらに、アメリカの訴訟社会という現実にも直視して、自殺と訴訟に関して一章を割いている部分も、将来のわが国に起こり得る現実を考えていくうえでの参考になるだろう。

訳者である私も本書から多くを学んだ。患者の自殺という、ともすればわが国ではあまり公にできなかった話題を真正面から取り上げている本書を、日々、自殺の危険の高い患者と向き合っているすべてのセラピスト、そして将来、精神保健領域に進んでいくことを考えている若い人々にも読んでいただきたい。

本書を翻訳出版するにあたり多大なご尽力をいただいた、金剛出版代表取締役社長立石正信氏に感謝申し上げる。立石氏には私の最初の著書『自殺の危険：臨床的評価と危機介入』（金剛出版、一九九二年）の出版以来、常に激励していただいてきたことに対して、この機会にあらためて感謝を述べたい。

二〇一一年一月

高橋　祥友

索引

【欧文】
CDC 12

【あ】
アルコール 31
　── 依存症 73
安全確保計画 180, 193, 209
医学部の学生 172
怒り 157
以前の治療記録 216
遺族 65, 74, 117, 119, 137, 138
　── の感情 141
違反 204
違法行為 204
医療過誤 204
　── 訴訟 111, 113, 116, 119, 204
　── 賠償訴訟 123
医療保険の携行と責任に関する法律 208
因果関係 204, 205, 213, 214
インフォームド・コンセント 112, 122, 205, 207, 208
うつ病 65, 67, 69, 73, 158, 159, 161, 163, 213

【か】
解決 79
　── としての自殺 144
　── の過程 42
ガイドライン 110, 121
回避 103
過失 204, 206, 211, 213
　── 責任 212
家族の重荷 86
　── 療法 161, 167, 179, 183, 188, 198
カリキュラム 100
過量服薬 69
関係の断裂の経験 42
看護師 40
患者
　── の関係 48
　── の自殺 13, 33, 36, 69, 71, 75, 76, 84, 132, 156, 183, 184, 198, 200
危機介入 101
器質性障害 20, 33
疑念 165
記念日 209
気分障害 20, 34
希望 79
義務 204, 213
　── 違反 213, 214
　── の不履行 204
逆転移 195
休暇 37

偽陽性 ……… 206
恐怖感 ……… 94
記録 ……… 118, 208, 211, 212
近因 ……… 213
緊急事態ストレス・
　ディブリーフィング ……… 149
近似の因果関係 ……… 213
空虚感 ……… 186
苦痛 ……… 182
グループによるサポート ……… 108
経験 ……… 157
　── 年数 ……… 172
軽視 ……… 173
原告 ……… 204
現実の因果関係 ……… 213
研修
　── カリキュラム ……… 117, 120
　── 生 ……… 84, 97, 98, 102, 104, 115, 174
　── 中のセラピスト ……… 170
　── 年数 ……… 102
　── プログラム ……… 121
故意の不法行為 ……… 204
抗うつ薬 ……… 163
強姦 ……… 178
公式
　── の援助 ……… 107
　── の症例検討会 ……… 136
告別式 ……… 109, 117, 119
個人
　── カウンセリング ……… 116
　── 心理療法 ……… 107, 108, 150
　── 的影響 ……… 106
　── 的選択 ……… 40
　── 的な問題 ……… 145
　── 的要因 ……… 133
　── としての反応 ……… 38, 87
コンサルタント ……… 174
コンサルテーション
　……… 121, 137, 148, 211, 212
コンソーシアム権 ……… 215

【さ】
サバイバー ……… 137
　── の心理的反応 ……… 38
サポートグループ ……… 43, 109, 150, 178
ジークムント・フロイト ……… 47
自己
　── 管理 ……… 118
　── 嫌悪 ……… 88
　── の臨床的技量への疑念
　……… 132
　── 防衛 ……… 79
自殺 ……… 63, 85, 97, 99, 102, 107, 110, 120, 181, 193
　── 願望 ……… 78, 185, 216
　「── しない」という契約 ……… 209
　── 症例の再検討 ……… 137
　── と魂 ……… 183
　── 念慮 ……… 212
　── の意図 ……… 86
　── の危険因子 ……… 20
　── の危険についての教育 ……… 99
　── の危険の評価 ……… 121
　── の動機 ……… 15
　── 前の世界 ……… 42

—— 未遂 84, 92, 97, 99, 102, 107, 110, 121, 216
—— 未遂歴 86
自傷他害の恐れ 207
自信 189
自責 157
—— 感 48, 109, 139
自尊心 188
実存的な絶望 48
失敗感 166
疾病対策センター 12
指導的介入 106
死の願望 192
銃 209
守秘義務 23, 112, 113, 119, 205, 207, 208
—— 違反 206
受容 137
情報開示 207, 210
将来の職業選択 106
症例記録 116
贖罪反応 75
女性 72
—— のセラピスト 33, 164, 171
ショック 94
身体的・心理的な鍵 138
心的外傷後ストレス障害 143
心理
—— 学的剖検 66, 109, 120, 122, 123
—— 学博士課程後インターンシップセンター協会 ... 101
—— 的反応 115
—— 療法 31, 51, 105, 167, 173
診療録 118
スーパーバイザー 84, 88, 90, 96, 105, 106, 110-112, 115, 117, 123, 135, 136, 138, 142, 148, 170, 174
スーパービジョン 121, 168
生死に関する決断 173
精神科
—— 医 33, 34, 174
—— 救急入院 159, 160
—— 病院 20, 67, 168
—— 病棟 20, 33
精神保健外来治療施設 33
性
—— 的関係 67
—— 別 73, 102
—— 暴力 178
責任 157
絶望感 79
セラピスト 132
—— 自身のパーソナリティ 157
—— としての同一性 193
—— の感情 15
—— の人生経験 18
—— の性別 134
—— の反応 18, 42
全能感 48
全米自殺予防学会 76
専門家としての
—— 疑問 156
—— 成長 91, 97

──反応 38
専門知識への不信 157
葬儀 24, 78, 143, 169, 195
喪失体験 77, 80
訴訟 25
損害 204, 213
──賠償 214
尊厳死 15

【た】
大学院 93
──生 84
退行 51
対処規制 172
大食症 93
対人関係 141
代理人 210
他者への信頼感 146
妥当な臨床的判断 206
男性のセラピスト 167, 171
恥辱 157
懲戒処分 25
懲罰 120
治療
──関係 62
──同盟 209
──の義務 205
通報 206
通夜 65, 109, 117, 119
提言 114
抵抗 51
ディブリーフィング ... 150, 168, 195
出来事インパクト尺度 103
適切な
──境界 68
──評価 206, 211
電気けいれん療法 163
同一性の危機 191
統合失調症 34
当然であると思いこまれた世界
.... 190
同僚 39, 88, 105, 106
ドナルド・ウィニコット 47
トラウマ 13, 19, 148
──反応 194

【な】
内的混乱 173
「なかりせば」の因果関係 213
二重の責任 47
入院治療 21, 209, 216
年齢 102

【は】
バーンアウト 186
バーンイン 186
恥 44
悲哀感 166
ピアカウンセラー 93
ピアレビュー 113
非公式的なサポート 107
被告 204
悲嘆 43, 48, 68, 76, 109,
120, 123, 143, 194
──の過程 38
──反応 157
非難 46, 132

否認 ……………49, 75, 80, 157, 173, 182, 198
標準的治療 ……………99, 112, 204-206, 211
夫婦カウンセリング ……………196
不可能症例 ……………122
物質乱用 ……………34
部分的な過失 ……………211
不法行為 ……………204
プライバシー ……………208
プライマリケア ……………171
フラッシュバック ……………166
米国
　──カウンセリング学会 ……145
　──自殺予防学会 ……72, 148
　──心理学会 ……………35
変化 ……………79
偏見 ……………141
弁護士 ……………23, 116, 123
防衛機制 ……………77, 172
法的
　──義務 ……………204
　──手段 ……………137
　──な防御 ……………21
　──問題 ……………76
　──・倫理的問題 ……………110
法律の専門家 ……………119
牧師 ……………65
保険会社 ……………116, 119, 123
保健サービス提供者全国登録 ……35
墓参 ……………195

【ま】
魔女狩り ……………89
マリファナ ……………31
未完成
　──の課題 ……………195
　──の事柄 ……………50
自らの限界 ……………51
未必の故意による不法行為 ……204
無視 ……………173
無能力感 ……………166
妄想的な恐怖感 ……………168
喪の
　──過程 ……………143
　──作業 ……………39

【や】
薬物 ……………209
抑圧 ……………173
抑うつ反応 ……………77

【ら】
離婚 ……………162
リンク全国自殺予防資源センター ……………148
臨床
　──家サバイバー対策委員会 ……………72
　──家の不作為 ……………213
　──経験年数 ……………35
　──心理士 ……………33, 34
　──的評価 ……………205
　──プログラム ……………84
ルドヴィッヒ・ビンスワンガー ……47
労働災害 ……………25

[訳者略歴]
高橋 祥友（たかはし・よしとも）
1953年，東京生まれ。1979年，金沢大学医学部卒。医学博士，精神科医。東京医科歯科大学，山梨医科大学，UCLA，東京都精神医学総合研究所を経て，2002年より防衛医科大学校・防衛医学研究センター・行動科学研究部門・教授。

著書に『自殺の危険』『青少年のための自殺予防マニュアル』（金剛出版），『医療者が知っておきたい自殺のリスクマネジメント』『自殺のポストベンション』（医学書院），『自殺予防』（岩波新書），『自殺，そして遺された人々』（新興医学出版社），『自殺の心理学』『自殺未遂』『自殺のサインを読みとる』（講談社）他。訳書に、C・R・フェファー『死に急ぐ子供たち：小児の自殺の臨床精神医学的研究』（中央洋書出版），J・リッチマン『自殺と家族』，E・S・シュナイドマン『シュナイドマンの自殺学』，E・S・シュナイドマン『生と死のコモンセンスブック：シュナイドマン90歳の回想』（金剛出版），J・T・マルツバーガー『自殺の精神分析；臨床的判断の精神力動的定式化』，J・チャイルズ他『自殺予防臨床マニュアル』（星和書店），E・S・シュナイドマン『アーサーはなぜ自殺したのか』（誠信書房），T・E・エリス他『自殺予防の認知療法』（日本評論社），H・ヘンディン『アメリカの自殺；予防のための心理社会的アプローチ』（明石書店）他。

患者《かんじゃ》の自殺《じさつ》
── セラピストはどう向き合うべきか ──

2011年2月10日　印刷
2011年2月20日　発行

編　者　カイラ・ミリヤム・ワイナー
訳　者　高橋 祥友
発行者　立石 正信

印刷　平河工業社／製本　河上製本
本文レイアウト　石倉 康次
装丁　臼井 新太郎／装画　町山 耕太郎

発行所　株式会社 金剛出版
〒112-0005　東京都文京区水道1-5-16
電話　03(3815)6661／振替　00120-6-34848
ISBN 978-4-7724-1182-0 C3011

Printed in Japan©2011

シュナイドマンの自殺学

自己破壊行動に対する臨床的アプローチ

E・シュナイドマン著／高橋祥友訳

A5判　218頁　定価2,940円

自殺の最大の原因は何か，自殺の危険の高い人にどのように働きかけるべきか，心理学的剖検，ポストベンション（遺された人々へのケア）の必要性，これら自殺に関する重要課題はすべて本書の著者シュナイドマンから始まっている。本書は，わが国自殺研究の第一人者であり，著者に直接師事した訳者が，自殺学の巨人シュナイドマンの主要論文を訳出したもので，自殺という難問に対処するための知見が数多く盛り込まれている。

生と死のコモンセンスブック

シュナイドマン90歳の回想

E・シュナイドマン著／高橋祥友監訳

四六判　290頁　定価2,940円

シュナイドマンは，自殺予防学を確立した世界的に著名な心理学者であり本書はその遺作である。全編にわたり，"死""自殺"についての思索を究めた精神の旅が展開する。自分自身や愛する人の"死"について考えるために有益な手引きであり，心理学，精神医学，文学，哲学，経営学，等のさまざまなコモンセンスが掲載されている。わが国における自殺学の第一人者であり，シュナイドマンに直接師事した訳者による詳細な解題を付す。

緊急事態ストレス・PTSD対応マニュアル

危機介入技法としてのディブリーフィング

J・T・ミッチェル，G・S・エヴァリー著／高橋祥友訳

A5判　318頁　定価4,620円

本書は，現在世界で最も広く活用されているグループ危機介入手法CISM（緊急事態ストレス・マネジメント）を理解し実行するための実践的マニュアルであり，CISMモデルを構成する各種の危機介入技法が段階的に示されている。被害者やその救援にあたる人々に対する支援の具体的な指針としてわが国でも初の実践書であり，緊急事態におけるメンタルヘルスに関心を持つすべての人々に必読の書といえよう。

価格は消費税込み（5%）です

新訂増補 自殺の危険
臨床的評価と危機介入
高橋祥友著
A5判　350頁　定価4,830円
初版の記述を大幅に書き改め，さらに過労自殺や職場におけるメンタルヘルス，ポストベンション，自殺予防に大きな影響力を持つマスメディアの報道の仕方，群発自殺，法的問題，学校での自殺予防教育，自殺予防ガイドライン作成に向けての各国の動向，等，新たな書き下ろしを加えることにより，前書の約2倍の内容を収録。本書において著者は，自殺の危険を評価するための正確な知識と面接技法の要諦を多くの症例を交えて解説している。

新訂増補
青少年のための自殺予防マニュアル
高橋祥友編著／新井　肇，菊地まり，阪中順子著
A5判　280頁　定価3,360円
本書初版は，わが国でも初の自殺予防マニュアルとして好評を博したが，この度，教育現場で子どもの自殺に対応している執筆者を加え，最新のデータを挿入して大幅な改訂を行った。
近年，いじめ自殺が大きく取り上げられ，学校での対応，家族，医療機関，地域社会との連携の重要性が認識されるようになった。本書では，学校における相談体制，教師のためのバーンアウト対策にも言及し，現場で働く人々のニーズに応えようとしている。

セラピストのための自殺予防ガイド
高橋祥友編著
A5判　256頁　定価2,940円
本書では，ライフサイクルに従い，学校，会社，地域といった社会のさまざまな場所で，学生，働き盛り，高齢者等さまざまな年齢層の自殺を予防するために，どのような取り組みがなされているかを詳述する。
さらに，自殺の危険の高い患者の治療にあたる際の精神療法的アプローチについて，また自殺が起こってしまった際の遺族，そして援助者自身のケアについても丁寧に解説した。精神科医，看護師，臨床心理士，ソーシャルワーカー，教師等，現場で自殺の危機と向き合い，未然に防ぐべく奮闘している援助職に必読の書である。

価格は消費税込み（5%）です

学校における自傷予防
D・ジェイコブ他著／松本俊彦監訳　本人，保護者，教師が一体となって取り組むプログラムを，実施マニュアルとDVDを用いて解説する。　2,940円

対人援助職のための認知・行動療法
原井宏明著　今もっとも体系だった有効な心理療法として注目される認知行動療法を，実際の臨床現場で適用するための画期的な臨床指導書。　3,675円

精神分析過程
D・メルツァー著／松木邦裕監訳／飛谷渉訳　クライン派精神分析の展開プロセスを理論構成した，ドナルド・メルツァーの第一著作。　3,990円

初回面接
M・J・ピーブルズ著／神谷栄治監訳　面接の具体的な進め方など，心理療法の現場におけるさまざまな疑問に応えた，詳細な実践的テキスト。　4,725円

児童精神科の入院治療
山崎透著　入院治療によって，深刻化した子どもの身体症状や問題行動を改善させるためのさまざまな援助技術を解説した画期的なガイドブック。　3,360円

つなげよう
田中康雄著　発達障害のある子どもたちの生きづらさを生活障害と読み替え，支援者ができることを，長年にわたる臨床経験から提案する臨床試論。　2,940円

発達障害大学生支援への挑戦
斎藤清二，西村優紀美，吉永崇史著　発達障害のある大学生に対する支援の方法は？　対話と実践の中から生み出されたモデルを提案する。　3,360円

発達障害の人の就労支援ハンドブック
梅永雄二編著　TEACCH，ジョブコーチ，グループモデルなどの，発達障害の人に対する効果的支援技法をわかりやすく解説する。　1,995円

臨床心理学ブックガイド
下山晴彦編著　教育訓練カリキュラムを学部・修士・卒後段階に分け，臨床心理士として必要な知識と技能を学ぶためのテキストを段階ごとに紹介。　2,940円

不登校
田嶌誠一編　不登校理解のための基礎理論から現場での取り組みまでをさまざまな立場の専門家が呈示した，実践的な一冊である。　3,360円

子どもの臨床心理アセスメント
松本真理子，金子一史編　子どもの個別性と，子どもを取り巻く環境への理解により，「子どもの全体像」をアセスメントするためのハンドブック。　2,940円

ブリーフセラピーの技法を越えて
E・リプチック著／宮田敬一，窪田文子，河野梨香監訳　「技法優先で理論が弱い」との誤解を解く，解決志向アプローチの新たな展開を示す理論／実践書。　3,990円

子どもと若者のための認知行動療法実践セミナー
松丸未来，下山晴彦，ポール・スタラード著　好評既刊『認知行動療法ワークブック＋ガイドブック』の続編。　2,730円

山上敏子の行動療法講義 with東大・下山研究室
山上敏子，下山晴彦著　行動療法の大家・山上敏子による，若手臨床家のための実践本位の東大講義！　2,940円

精神療法面接の多面性
成田善弘著　治療関係と構造，面接の方針，臨床現場における多面的な課題を取り上げ，精神療法面接をいかに行うべきかをわかりやすく解説。　2,940円

精神分析臨床家の流儀
松木邦裕著　個人心理療法の基本とも言うべき「精神分析」の学び方を解説し，その基本的技法を身につけるための実践的な方法論を説く。　2,730円

価格は消費税込み（5%）です